Tai Chi sur Chaise pour les Seniors de Plus de 60 Ans

Un Guide Illustré de 4 Semaines avec des Exercices Quotidiens Assis de 10 Minutes pour Améliorer la Mobilité, l'Équilibre et la Clarté Mentale

Xian Ming

Avertissement

Ce livre est destiné à des fins d'information générale et d'éducation uniquement. Les exercices et les conseils contenus dans cette publication ne remplacent pas un avis médical professionnel, un diagnostic ou un traitement. Consultez toujours votre médecin ou un professionnel de santé qualifié avant de commencer tout nouveau programme d'exercices, en particulier si vous souffrez d'une condition médicale préexistante, d'une blessure récente ou si vous avez subi une intervention chirurgicale.

L'auteur et l'éditeur déclinent toute responsabilité en cas de blessure, de perte ou de dommage résultant de l'utilisation ou de l'application des informations contenues dans ce livre.

Dédicace

À toutes les personnes à qui les circonstances, la douleur ou la petite voix silencieuse du doute ont un jour dit que leur corps n'était plus capable de quelque chose de beau.

Il l'est encore.

Ce livre est pour l'élève qui s'est présenté un mardi matin sans vraiment savoir pourquoi, et qui a trouvé quelque chose qui méritait qu'on y revienne. Pour les mains qui tremblaient le premier jour et qui s'étaient apaisées à la quatrième semaine. Pour les corps qui ont porté des décennies de vie et qui, chaque matin, choisissent encore de continuer à bouger.

Et pour ceux qui ont aimé quelqu'un au point de lui placer ce livre entre les mains.

Que chaque page vous rappelle que la douceur n'est pas une faiblesse, que la lenteur n'est pas un échec, et que dix minutes tranquilles offertes à vous-même chaque jour est l'une des choses les plus courageuses qu'une personne puisse faire.

Ce livre est pour vous.

Table of Contents

Introduction: Dix minutes qui peuvent tout changer

Ce livre a commencé comme commencent la plupart des choses utiles : dans une salle remplie de personnes qui avaient besoin de quelque chose qui n'existait pas encore tout à fait sous la bonne forme.

La salle était un centre communautaire. Les personnes étaient onze seniors, dont l'âge allait de 64 à 81 ans, qui s'étaient inscrits à un cours de mouvement doux avec des degrés variés d'enthousiasme et de scepticisme. Certains avaient été envoyés par leur médecin. D'autres étaient venus parce qu'un ami venait. L'une était simplement arrivée parce qu'elle avait besoin d'un endroit où être le mardi matin.

Ce qu'ils avaient en commun, c'était ceci : ils vivaient dans des corps qui avaient changé sans les consulter. Des articulations qui se mouvaient librement autrefois protestaient désormais. Un équilibre qui était autrefois automatique était devenu quelque chose sur lequel ils se concentraient activement, parfois avec anxiété, chaque fois qu'ils se déplaçaient dans un espace. Plusieurs avaient cessé de faire des choses qu'ils aimaient autrefois, non pas parce qu'ils avaient décidé d'arrêter, mais parce que le corps avait progressivement et silencieusement rendu ces activités trop incertaines ou trop douloureuses pour continuer.

Ce dont ils avaient besoin, ce n'était pas d'un entraînement. Ils avaient besoin d'une pratique qui les rencontre exactement là où ils en étaient, qui respecte ce que leurs corps pouvaient faire aujourd'hui, et qui offre de véritables bénéfices sans leur demander de devenir quelque chose qu'ils n'étaient pas.

Le Tai Chi en chaise était cette pratique. Il l'est encore.

Ce que ce livre vous offre

Vous tenez entre vos mains une feuille de route pratique de quatre semaines, conçue spécifiquement pour des corps qui ont vécu. Nous ne nous entraînons pas pour les Jeux olympiques ici. Nous nous entraînons pour la vie : pour un meilleur équilibre lorsque vous tendez la main vers une tasse, pour moins de raideur au réveil, et pour la confiance tranquille de savoir que vous pouvez à nouveau bouger librement.

Aucune expérience préalable n'est requise. Aucun niveau de souplesse, de force ou de condition physique n'est un prérequis. Tout ce qu'il vous faut, c'est une chaise solide, un petit espace dégagé au sol, et la volonté de vous présenter dix minutes par jour en étant attentif.

À qui ce livre s'adresse

Ce livre est pour vous si vous avez plus de 60 ans et que vous cherchez une pratique de mouvement qui soit sûre, accessible et véritablement efficace. Il est pour vous si vous vivez avec une mobilité limitée, des douleurs chroniques, des problèmes d'équilibre, de l'arthrose, des troubles cardiovasculaires, ou les premiers signes d'un changement cognitif. Il est tout autant pour vous si vous êtes en bonne santé et que vous souhaitez simplement une pratique quotidienne qui vous maintient ainsi.

Il est pour vous si vous avez déjà essayé des programmes d'exercices et que vous avez abandonné. Il est pour vous si vous n'avez jamais pratiqué d'exercice régulièrement. Il est pour vous si vous revenez au mouvement après une maladie, une blessure ou une perte.

Le Tai Chi en chaise ne s'intéresse pas à votre passé. Il ne s'intéresse qu'à l'endroit où vous en êtes maintenant, et à l'endroit où vous souhaitez aller à partir de là.

Comment utiliser ce livre

Lisez les chapitres 1 et 2 avant de tenter toute pratique. Ils contiennent la compréhension fondamentale et la préparation pratique qui rendent chaque séance plus sûre et plus efficace. Le chapitre 3 introduit les principes essentiels de la respiration, de la posture et du mouvement de base. Passez au moins deux à trois jours avec ce chapitre avant de commencer le programme de quatre semaines au chapitre 5.

Les chapitres 5 à 8 sont vos guides de pratique hebdomadaire. Utilisez-les jour après jour, en lisant chaque mouvement en entier avant de le tenter. Le chapitre 9 est une référence pour des besoins de santé spécifiques. Consultez-le comme complément à votre pratique hebdomadaire chaque fois que cela est pertinent. Le chapitre 10 est destiné à l'après du programme de quatre semaines et se lit idéalement pendant la semaine 4, lorsque vous commencez à réfléchir à la suite.

Un dernier conseil : je sais à quel point il est frustrant d'interrompre sa concentration pour tourner les pages et se rappeler ce qui vient ensuite. C'est pourquoi j'ai ajouté le **Guide de référence rapide quotidien de 10 minutes** dans la section Bonus de ce livre. Une fois que vous avez lu un chapitre hebdomadaire, posez simplement ces pages récapitulatives à plat près de votre chaise. Vous pourrez voir l'intégralité de votre routine quotidienne d'un seul coup d'œil.

Comment vous dosifier au cours des quatre prochaines semaines

En quinze ans d'enseignement auprès de personnes âgées, j'ai vu beaucoup de gens commencer une nouvelle routine avec un grand enthousiasme, pour abandonner une semaine plus tard parce qu'ils s'étaient poussés trop fort. Nous allons faire les choses différemment.

Avant de passer à la semaine 1, voici exactement comment vous devriez aborder votre pratique :

- **Pratiquez 5 jours par semaine, pas 7.** Votre corps construit réellement sa force et améliore son équilibre pendant le temps de repos. Prenez deux jours de congé chaque semaine. Vous pouvez prendre les week-ends, ou simplement vous reposer lorsque votre corps vous le demande.
- **Limitez-vous à 10 minutes.** N'essayez pas de traverser les mouvements en vitesse juste pour cocher une liste. Se mouvoir lentement est tout le principe. Si cela vous prend 12 minutes parce que vous respirez profondément et prenez votre temps, c'est parfaitement bien.
- **Trouvez votre meilleur moment de la journée.** Je conseille généralement à mes élèves de pratiquer en milieu de matinée, vers 9h ou 10h. À ce moment, la raideur initiale du réveil s'est dissipée, mais la fatigue de l'après-midi n'est pas encore là. Cependant, si vous préférez les soirées, pratiquez 1 heure avant de vous coucher pour vous détendre.
- **Considérez les répétitions comme des suggestions.** Si je vous dis de faire 5 balancements des bras, mais que votre épaule dit que 3 suffisent aujourd'hui, alors 3 est votre nombre parfait. Ne discutez jamais avec vos articulations.

Avant de commencer

Trouvez votre chaise. Placez-la dans un espace tranquille avec quelques mètres de sol dégagé autour. Asseyez-vous. Sentez vos pieds sur le sol.

Prenez une lente inspiration par le nez et relâchez-la complètement par la bouche.

Vous avez déjà commencé.

Chapitre 1: Le pouvoir du Tai Chi en chaise

Il y a un moment qui se produit dans presque chaque cours de Tai Chi en chaise que j'ai jamais enseigné. Il survient généralement vers la troisième ou quatrième séance. Un élève qui est arrivé voûté, hésitant et un peu sceptique va soudainement se redresser pendant un exercice de respiration. Ses épaules s'abaissent. Sa mâchoire se relâche. Ses yeux deviennent un peu plus doux. Il ne pense pas à ses genoux douloureux ni au rendez-vous médical du mardi suivant. Pendant ces dix minutes, il est simplement là, qui respire, qui bouge, vivant dans son corps d'une façon qui semble à la fois nouvelle et étrangement familière.

Ce moment, c'est le pouvoir du Tai Chi en chaise.

Ce n'est pas un pouvoir spectaculaire. Il ne s'annonce pas avec des feux d'artifice ni la brûlure d'un entraînement intense. Il arrive doucement, comme les bonnes choses arrivent souvent pour les personnes qui ont vécu assez longtemps pour apprécier la douceur. Et une fois qu'il est là, il tend à rester.

Ce livre est construit autour de ce moment, et autour de vous aider à le trouver par vous-même. Peu importe si vous avez 62 ou 85 ans. Peu importe si vous couriez des marathons autrefois ou si vous n'avez jamais fait une pompe de votre vie. Cette pratique vous rencontre là où vous en êtes. Elle ne demande que dix minutes par jour et la volonté de vous présenter.

Le programme de quatre semaines contenu dans ces pages est conçu pour vous rejoindre exactement là où vous en êtes. Non pas là où vous étiez il y a dix ans. Non pas là où vous pensez que vous devriez en être. Ici et maintenant, dans le corps que vous avez aujourd'hui. C'est là que nous commençons.

1.1 Pourquoi le Tai Chi en chaise est idéal pour les personnes âgées

Le problème avec la plupart des programmes d'exercice

La plupart des salles de sport n'ont pas été conçues pour les personnes âgées. Les équipements supposent que vous avez déjà l'équilibre d'un jeune de vingt ans, et les cours vont si vite que vous avez à peine le temps de vérifier votre appui. Ce n'est pas seulement décourageant ; c'est contre-productif sur le plan médical. Lorsque l'exercice semble inaccessible, dangereux ou humiliant, les gens arrêtent. Et quand les personnes âgées cessent de bouger, les conséquences s'enchaînent rapidement. La masse musculaire diminue. L'équilibre se détériore. Les articulations se raidissent. Le risque de chutes augmente. L'énergie baisse. L'humeur suit.

La communauté médicale sait depuis des décennies que l'activité physique régulière et douce est l'une des interventions les plus puissantes disponibles pour vieillir en bonne santé. Le défi n'a jamais été la science. Il a toujours été de concevoir des pratiques de mouvement que les personnes âgées feront réellement de manière constante et en toute sécurité.

Le Tai Chi en chaise résout ce problème.

Ce qui le rend différent

Le Tai Chi traditionnel, pratiqué debout, est déjà considéré comme l'une des pratiques de mouvement les plus douces et les plus accessibles au monde. Il est né dans la Chine ancienne non pas comme une tendance fitness, mais comme un système complet pour cultiver la santé, l'équilibre et la sérénité intérieure à travers un mouvement lent et fluide. Contrairement aux exercices à fort impact, il ne soumet pas les articulations à des contraintes violentes. Contrairement au yoga, il n'exige pas de travail au sol ni de souplesse que la plupart des personnes âgées n'ont pas. Contrairement à la marche, il peut se pratiquer en intérieur par tous les temps, dans un petit espace, par tout le monde quelle que soit la condition cardiovasculaire.

Le Tai Chi en chaise prend tous ces avantages et supprime le seul obstacle restant qui empêche de nombreux seniors de pratiquer : la nécessité de se tenir debout.

En effectuant les mouvements depuis une chaise solide, la pratique devient accessible aux personnes qui :

- Utilisent un déambulateur ou un fauteuil roulant pour tout ou partie de leur mobilité quotidienne
- Ont récemment subi une opération de remplacement articulaire et sont encore en convalescence

- Vivent avec des maladies chroniques telles que l'ostéoporose, l'arthrose ou la maladie de Parkinson
- Souffrent de vertiges ou de troubles de l'équilibre qui rendent les exercices debout risqués
- Débutent simplement dans l'exercice et manquent de la force ou de la confiance dans les membres inférieurs pour commencer sur leurs pieds
- Ont peur de tomber, ce qui les empêche de s'engager dans toute activité physique

Ce n'est pas une version allégée du Tai Chi. Des recherches publiées dans des revues telles que le *Journal of Aging and Physical Activity* et le *British Journal of Sports Medicine* ont constamment montré que le Tai Chi en position assise produit des améliorations mesurables en matière d'équilibre, de souplesse, de niveaux de douleur et de santé mentale, comparables à celles observées dans la pratique debout. La chaise n'est pas une limitation. Pour la bonne personne, c'est l'outil qui rend tout possible.

Adaptation à chaque niveau de capacité

L'une des choses les plus importantes à comprendre sur ce programme est qu'il n'y a pas une seule façon correcte de faire l'un des mouvements décrits dans ce livre. Chaque exercice est accompagné d'adaptations, allant d'une très petite amplitude de mouvement jusqu'à une expression plus complète du mouvement pour ceux qui en ont la capacité.

Une personne vivant avec une polyarthrite rhumatoïde sévère dans les deux mains peut pratiquer les mouvements des bras avec des paumes ouvertes et relâchées plutôt qu'avec les positions de mains plus élaborées des formes traditionnelles de Tai Chi. Une personne se remettant d'une prothèse de hanche peut limiter ses mouvements de jambes à de douces glissades contrôlées du pied le long du sol plutôt qu'à tout type d'élévation. Une personne sans aucune limitation physique peut ajouter une rotation lente et contrôlée du haut du corps ainsi qu'une respiration plus profonde pour intensifier l'expérience sans ajouter d'impact ni de risque.

Toutes ces personnes font du Tai Chi en chaise. Toutes en retirent les bénéfices. Aucune ne le fait mal.

Cette adaptabilité est intentionnelle et reflète un principe fondamental à la fois de la philosophie du Tai Chi et de la science moderne de l'exercice gériatrique: l'objectif n'est jamais la performance. L'objectif est le progrès, aussi petit soit-il, maintenu dans la durée.

La sécurité comme fondement

En plus de quinze ans d'enseignement du Tai Chi en chaise à des personnes âgées dans des centres communautaires, des résidences médicalisées et des établissements de rééducation, j'ai été témoin de presque aucune blessure liée à la pratique elle-même. Les mouvements sont intrinsèquement sûrs parce qu'ils sont lents, contrôlés et ne poussent jamais le corps à ses limites. Il n'y a pas d'élan à maîtriser, pas de poids à lâcher, pas de mouvement explosif qui pourrait surprendre une articulation.

Cela dit, la sécurité dans ce programme est traitée comme un fondement, pas simplement comme une clause de non-responsabilité en début de livre. Chaque exercice a été revu avec des kinésithérapeutes et des ergothérapeutes. La progression sur quatre semaines est délibérée, construite graduellement pour que votre corps ait le temps de s'adapter. Les instructions sont données non seulement pour savoir comment faire chaque mouvement, mais pour reconnaître quand reculer, quand se reposer, et quand consulter votre professionnel de santé.

La chaise elle-même, bien choisie et bien positionnée, devient une ancre de sécurité. Elle donne à votre corps un point de référence qui élimine la charge cognitive de l'équilibre debout, ce qui libère votre système nerveux pour se concentrer entièrement sur le mouvement, la respiration et l'expérience intérieure de la pratique.

Nous couvrirons l'installation de la chaise en détail au chapitre 2. Pour l'instant, le point essentiel est le suivant: le Tai Chi en chaise n'a pas été conçu en prenant une pratique debout et en la simplifiant. Il a été conçu de fond en comble pour des corps qui méritent une pratique qui respecte exactement ce qu'ils sont et ce dont ils ont besoin.

1.2 La connexion corps-esprit

Une pratique qui travaille de l'intérieur vers l'extérieur

La plupart des exercices occidentaux reposent sur un modèle de l'extérieur vers l'intérieur. Vous faites bouger votre corps selon une amplitude de mouvement prescrite, vous brûlez des calories, vous construisez du muscle, et les bénéfices s'accumulent avec le temps. L'esprit est largement accessoire au processus. Vous pouvez écouter de la musique, regarder la télévision, ou penser mentalement à votre liste de courses en pédalant sur un vélo stationnaire, et le bénéfice cardiovasculaire sera à peu près le même.

Le Tai Chi fonctionne différemment. Il est fondé sur ce que la médecine chinoise a toujours appelé la connexion corps-esprit, la compréhension que la qualité de votre attention pendant le mouvement n'est pas séparée du bénéfice physique du mouvement. Elle en fait partie.

À chaque séance de ce programme, il vous sera demandé de faire quelque chose qui semble d'une simplicité trompeuse : être attentif. Remarquez où se trouvent vos mains dans l'espace. Sentez le poids de vos bras. Suivez le mouvement de votre respiration. Observez, sans jugement, comment votre corps se sent aujourd'hui par rapport à hier.

Cette qualité d'attention n'est pas simplement un ajout philosophique aux exercices physiques. C'est le mécanisme par lequel le Tai Chi produit bon nombre de ses bénéfices les plus significatifs, en particulier dans les domaines de la réduction du stress, de la clarté mentale et de la régulation émotionnelle.

La respiration comme pont

S'il est un élément qui distingue fondamentalement le Tai Chi en chaise de la position assise passive ou des étirements conventionnels, c'est la respiration.

Dans le Tai Chi, la respiration n'est pas une réflexion après coup. C'est le chef d'orchestre de toute la pratique. Chaque mouvement est coordonné avec une inhalation ou une exhalation. Les mouvements d'ouverture, ceux qui élargissent la cage thoracique ou lèvent les bras vers l'extérieur, sont associés à l'inhalation. Les mouvements de fermeture, ceux qui ramènent les bras vers l'intérieur ou compriment doucement la face antérieure du corps, sont associés à l'exhalation. Au fil du temps, cette association devient automatique, et la respiration commence à fonctionner comme un massage continu et doux du système nerveux.

Voici la physiologie derrière l'importance de cela. Le système nerveux humain fonctionne sur deux voies principales. Le système nerveux sympathique, souvent appelé le système de combat ou fuite, gouverne la réponse au stress. Il accélère la fréquence cardiaque, tend les muscles, aiguise les sens, et inonde le corps de cortisol et d'adrénaline. Ce système est essentiel à la survie, mais dans la vie moderne, et en particulier dans la vie des personnes âgées qui gèrent une maladie chronique, la douleur, le stress financier ou l'isolement social, il tend à fonctionner à un niveau de base plus élevé que ce qui est sain.

Le système nerveux parasympathique, souvent appelé le système de repos et digestion, fait le contraire. Il ralentit la fréquence cardiaque, détend les muscles, améliore la digestion, et favorise les conditions hormonales associées à la guérison, au sommeil profond et à la sérénité émotionnelle.

La respiration diaphragmatique lente, telle qu'elle est pratiquée dans le Tai Chi, est l'un des moyens les plus directs et les plus fiables de faire passer le système nerveux de la dominance sympathique à l'engagement parasympathique. Chaque longue et lente exhalation envoie un signal par le nerf vague qui dit au corps qu'il est en sécurité, que la crise est terminée, qu'il peut maintenant s'assouplir.

Pour les personnes âgées souffrant de douleurs chroniques, d'anxiété ou du stress accumulé du vieillissement, ce changement physiologique n'est pas un bénéfice secondaire mineur. Il est véritablement thérapeutique. Une étude de 2021 publiée dans *Frontiers in Psychology* a constaté que huit semaines de pratique corps-esprit incluant un mouvement synchronisé avec la respiration lente réduisait significativement les niveaux de cortisol et les scores d'anxiété autodéclarés chez les adultes de plus de 65 ans, avec des bénéfices persistant à un suivi à trois mois.

Engagement mental et santé cognitive

Il y a une autre dimension de la connexion corps-esprit dans le Tai Chi qui mérite une attention particulière lorsque nous parlons des personnes âgées : les exigences cognitives de la pratique.

Le Tai Chi en chaise demande au cerveau de faire plusieurs choses à la fois. Il vous demande de suivre la position de vos mains et de vos bras dans l'espace (proprioception). Il vous demande de coordonner le mouvement avec le rythme de la respiration (coordination temporelle). Il vous demande d'enchaîner les mouvements dans un ordre précis (mémoire de travail). Et il vous demande de faire tout cela en maintenant une qualité d'attention calme et concentrée (fonction exécutive et régulation de l'attention).

Aucune de ces exigences n'est écrasante. C'est précisément le but. Elles sont doucement et régulièrement stimulantes d'une manière qui maintient le cerveau engagé sans générer de frustration ni de surcharge cognitive. Les neurologues appellent parfois cette zone le « point idéal » pour l'entraînement cérébral : suffisamment difficile pour exiger un effort, suffisamment simple pour permettre la réussite.

Des recherches de l'Université de l'Illinois ont montré que les adultes âgés qui pratiquaient un mouvement corps-esprit pendant douze semaines présentaient des améliorations de la mémoire de travail et de la vitesse de traitement comparables à celles observées avec l'exercice aérobie, tout en rapportant un plaisir nettement plus élevé et un taux d'abandon nettement plus faible. Le facteur plaisir n'est pas anodin. Les pratiques qui font du bien sont des pratiques que les gens maintiennent, et c'est dans la pratique soutenue que les véritables bénéfices cognitifs s'accumulent.

De nombreux élèves dans mes cours font état d'une concentration nettement plus aiguisée dans les une à deux premières semaines. Ce n'est pas imaginaire. La combinaison d'une augmentation du flux sanguin cérébral grâce au mouvement doux, d'une réduction du cortisol grâce à la pratique respiratoire, et de l'engagement cognitif lié à l'apprentissage de nouvelles séquences contribuent tous à ce qui ressemble à une sorte d'éclaircissement mental. Ce qui paraissait brumeux commence à se préciser. Le sommeil s'améliore souvent. Le sentiment général d'être dépassé par les petites choses s'allège progressivement.

La présence comme médecine

Il y a une dimension supplémentaire de la connexion corps-esprit qu'il vaut la peine de nommer ici, et elle est plus difficile à quantifier que les niveaux de cortisol ou les scores de mémoire, mais n'en est pas moins réelle.

Le Tai Chi est, en son cœur, une pratique de présence. Non pas la pleine conscience performative qui consiste à se forcer à se sentir reconnaissant ou calme, mais l'acte simple et pratique de porter toute son attention dans son corps, dans cette respiration, dans ce moment.

Pour de nombreuses personnes âgées, c'est plus radical que cela ne paraît. L'expérience du vieillissement peut s'accompagner d'une qualité persistante tournée vers le passé : le deuil de ce que le corps était capable de faire autrefois, l'inquiétude face à ce qui vient, un sentiment de discontinuité avec la personne que l'on était il y a trente ans. Le Tai Chi en chaise ne prétend pas que ces sentiments n'existent pas. Mais il offre, pendant dix minutes par jour, une ancre dans le présent qui modifie progressivement la relation entre l'esprit et le corps. Le corps cesse d'être un obstacle ou une source de mauvaises nouvelles. Il redevient, une nouvelle fois, un foyer.

Les élèves qui pratiquent depuis seulement quelques semaines décrivent souvent un changement subtil mais significatif dans leur rapport à l'inconfort physique. La douleur qui était auparavant vécue comme alarmante, comme un signe de danger ou de déclin, commence à être accueillie avec plus d'équanimité. Ce n'est pas parce que la douleur disparaît. C'est parce que l'esprit a été entraîné, doucement et régulièrement, à observer la sensation plutôt qu'à y réagir.

Cette qualité d'attention équanime est l'un des bénéfices documentés les plus anciens de la pratique du Tai Chi, décrit dans des textes médicaux chinois remontant à des siècles, et maintenant de plus en plus validé par la science moderne de la douleur, qui comprend que l'interprétation par le cerveau des signaux de douleur est bien plus plastique qu'on ne le croyait autrefois.

1.3 Les bienfaits pour la santé des personnes âgées

Ce que dit la recherche et ce que rapportent les élèves

La base de preuves pour le Tai Chi en tant qu'intervention de santé pour les personnes âgées est désormais l'une des plus solides en médecine complémentaire. Au cours des deux dernières décennies, des centaines d'études évaluées par des pairs ont examiné ses effets sur des résultats de santé spécifiques dans les populations âgées. Les résultats sont suffisamment constants pour que le Collège américain de médecine du sport (États-Unis), les Centres américains pour le contrôle et la prévention des maladies (CDC, États-Unis) et de nombreuses associations nationales de rhumatologie recommandent désormais formellement le Tai Chi dans le cadre d'un programme d'exercice pour vieillir en bonne santé.

Ce qui suit est un examen détaillé des principaux bénéfices pour la santé documentés spécifiquement pour le Tai Chi en chaise, accompagné d'observations du monde réel d'élèves et de partenaires cliniques avec lesquels j'ai travaillé au cours de quinze ans de pratique.

Meilleure mobilité et souplesse

L'un des effets les plus immédiats et les plus perceptibles du Tai Chi en chaise est une amélioration de l'amplitude de mouvement disponible dans la partie supérieure du corps, en particulier au niveau des épaules, du cou et de la colonne thoracique, des zones qui sont souvent raides chez les personnes âgées sédentaires.

Les mouvements en position assise de ce programme font passer l'articulation de l'épaule dans tout son arc naturel dans de multiples directions. Ils font tourner doucement les vertèbres thoraciques, qui tendent à se rigidifier avec l'âge et la position assise prolongée. Ils étirent les muscles de la poitrine et du haut du dos qui se raccourcissent chroniquement chez les personnes passant beaucoup de temps dans une posture assise orientée vers l'avant.

Pour les personnes souffrant d'arthrose, le mouvement lent et lubrifié de l'articulation dans toute son amplitude est l'un des principaux mécanismes du soulagement de la douleur. Le liquide synovial, le lubrifiant naturel de l'articulation, est distribué par le mouvement. Les articulations qui restent immobiles deviennent progressivement plus raides et plus douloureuses. Un mouvement régulier et doux contrecarre ce processus sans le risque d'inflammation associé aux exercices à fort impact.

Je n'oublierai jamais une élève de 72 ans dans l'un de mes cours dont le chirurgien lui avait annoncé la nouvelle que personne ne veut entendre : son épaule était « à l'os contre l'os ». Il lui avait dit qu'elle devait simplement accepter de perdre son amplitude de mouvement en vieillissant. Elle a décidé de faire ces mêmes mouvements assis deux fois par jour quand même. Environ six semaines plus tard, elle est entrée dans le centre communautaire et a levé le bras complètement au-dessus de sa tête, sans une grimace, pour la première fois en quatre ans. Lors de son rendez-vous de contrôle suivant, même son chirurgien a été surpris. Le mouvement lent et doux avait naturellement incité son corps à lubrifier à nouveau l'articulation.

Ce n'est pas un résultat miraculeux. C'est le résultat prévisible d'un mouvement approprié et régulier appliqué à une articulation qui en avait été privée.

Meilleur équilibre et prévention des chutes

Les chutes sont la principale cause de décès lié à des blessures chez les adultes de plus de 65 ans. Chaque année, environ 36 millions de chutes surviennent chez les personnes âgées, entraînant 32 000 décès et plus de 300 000 hospitalisations pour fractures de la hanche. La peur de tomber est en elle-même un problème de santé significatif, amenant de nombreuses personnes âgées à restreindre leur activité dans une mesure qui accélère précisément le déclin physique qui rend les chutes plus probables.

Le Tai Chi dispose de plus de preuves de haute qualité soutenant son efficacité en tant qu'intervention de prévention des chutes que presque tout autre type d'exercice. Une méta-analyse de référence publiée dans le *Journal of the American Geriatrics Society* a montré que le Tai Chi réduisait le taux de chutes chez les personnes âgées vivant dans la communauté de 43 à 50 %, une taille d'effet qu'aucune intervention pharmaceutique n'a égalée.

Le Tai Chi en chaise améliore l'équilibre par plusieurs mécanismes distincts. Premièrement, les mouvements en position assise entraînent la proprioception, le sens interne du corps de la position de ses parties dans l'espace, qui est un composant primaire de l'équilibre qui décline avec l'âge. Deuxièmement, le programme renforce progressivement les muscles du tronc, les abdominaux profonds et les stabilisateurs de la colonne vertébrale, qui sont le fondement de la stabilité posturale dans toute position. Troisièmement, la pratique comprend des mouvements spécifiques qui mettent à l'épreuve et entraînent le système vestibulaire, l'appareil d'équilibre de l'oreille interne, dans un environnement contrôlé et sûr où les conséquences d'un moment d'instabilité sont minimes.

Quatrièmement, et peut-être surtout pour le grand nombre de seniors dont le risque de chute est accru par la peur, le Tai Chi en chaise construit une qualité de confiance corporelle qui se transfère à la position debout et à la marche. Les élèves qui ont passé des semaines à apprendre à bouger leur corps avec précision et intentionnalité commencent à se déplacer dans le monde différemment. Ils marchent de façon plus délibérée. Ils sont plus conscients de leur appui. Ils répondent aux déséquilibres imprévus avec moins de panique et plus de coordination.

Santé cardiovasculaire et circulation

Le Tai Chi en chaise est une activité aérobie de faible intensité, ce qui signifie qu'il élève modestement la fréquence cardiaque tout en offrant les bénéfices d'amélioration de la circulation propres à un mouvement soutenu. Pour les seniors ne pouvant pas effectuer d'exercice aérobie d'intensité modérée, cela représente une alternative significative qui est accessible à presque tous.

Les mouvements continus et fluides de la pratique nécessitent une augmentation soutenue de la circulation périphérique, ce qui signifie que davantage de sang est acheminé vers les muscles et les extrémités qu'au repos complet. Pour les seniors souffrant d'une mauvaise circulation, de mains et de pieds froids, ou d'artériopathie périphérique, même cette modeste augmentation du flux sanguin peut produire des améliorations notables du confort et des sensations.

La respiration diaphragmatique profonde qui accompagne chaque mouvement a ses propres bénéfices cardiovasculaires. Chaque cycle respiratoire complet crée une légère modification de la pression intrathoracique qui agit comme une pompe auxiliaire pour le retour veineux du sang vers le cœur. Au cours d'une séance de dix minutes, des centaines de ces micro-actions de pompage contribuent à améliorer la circulation dans tout le système.

Santé articulaire et gestion de l'arthrite

L'arthrite, sous ses différentes formes, touche plus de 54 millions d'adultes américains, et sa prévalence augmente considérablement avec l'âge. À 65 ans, environ la moitié de tous les adultes ont reçu un diagnostic d'une forme quelconque d'arthrite, ce qui en fait l'un des obstacles les plus importants à l'activité physique dans la population âgée.

La conception des mouvements du Tai Chi en chaise les rend particulièrement bien adaptés aux corps arthritiques. Il n'y a pas d'impact violent, pas de position qui oblige l'articulation à supporter une charge excessive, et pas de mouvement qui aille jusqu'à l'extrémité de l'amplitude où les articulations arthritiques ressentent le plus de douleur et d'instabilité. Les mouvements restent dans la plage confortable du milieu où l'articulation peut fonctionner en douceur.

Pour la polyarthrite rhumatoïde spécifiquement, l'effet anti-inflammatoire d'un mouvement régulier et doux, combiné à l'effet réducteur du cortisol de la pratique respiratoire, crée un environnement physiologique moins propice aux poussées inflammatoires. Plusieurs rhumatologues avec lesquels j'ai collaboré au fil des années recommandent maintenant systématiquement le Tai Chi en chaise à leurs patients comme complément à la prise en charge médicale, notant que les patients qui pratiquent de manière constante ont tendance à nécessiter des doses plus faibles de médicaments anti-inflammatoires et à rapporter des scores de qualité de vie plus élevés.

Réduction de l'anxiété et régulation émotionnelle

Les bénéfices sur la santé mentale du Tai Chi en chaise sont, dans mon expérience, souvent les plus profonds pour les élèves qui en ont le plus besoin. Et le besoin est considérable. La dépression touche environ 7 millions d'Américains de plus de 65 ans, tandis que les troubles anxieux en touchent un nombre similaire. Ces deux conditions sont fréquemment sous-diagnostiquées et insuffisamment traitées chez les personnes âgées, qui peuvent minimiser leurs symptômes, les attribuer au vieillissement normal, ou se heurter à des obstacles pour accéder aux soins de santé mentale.

Les mécanismes par lesquels le Tai Chi réduit l'anxiété sont désormais assez bien compris. Le mouvement synchronisé avec la respiration active le système nerveux parasympathique, comme décrit précédemment. La nature rythmique et répétitive des mouvements a un effet presque méditatif sur l'esprit, interrompant le cycle de pensées ruminatives qui alimentent à la fois l'anxiété et la dépression. L'expérience progressive de la maîtrise, apprendre des mouvements, mémoriser des séquences et constater une amélioration au fil du temps, construit un sentiment d'efficacité personnelle qui contrecarre directement le sentiment d'impuissance qui accompagne souvent une maladie chronique ou un déclin fonctionnel.

Pour de nombreuses personnes âgées, il y a aussi quelque chose de profondément significatif dans le fait de consacrer chaque jour du temps à leur propre bien-être. Dans une étape de la vie où le discours culturel encadre souvent les personnes âgées comme des bénéficiaires de soins plutôt que comme des agents de leur propre santé, une pratique quotidienne qui dit « je prends soin de moi » peut changer la façon dont une personne se porte à travers le reste de sa journée. Je l'ai vu se produire des centaines de fois.

Fonction cognitive et clarté mentale

La relation entre l'exercice régulier et doux et la santé cognitive chez les personnes âgées a été l'un des domaines de recherche en géroscience les plus actifs de la dernière décennie. Les preuves soutiennent de plus en plus l'idée que le mouvement, en particulier le mouvement corps-esprit qui sollicite l'attention et la coordination, est l'un des outils les plus efficaces disponibles pour ralentir le déclin cognitif et potentiellement réduire le risque de démence.

La pratique du Tai Chi augmente le flux sanguin cérébral, ce qui améliore l'apport d'oxygène et de glucose aux cellules cérébrales. Elle stimule la production du facteur neurotrophique dérivé du cerveau (BDNF), une protéine qui soutient la croissance et le maintien des neurones et est associée à l'amélioration de l'apprentissage et de la mémoire. Elle engage le cortex préfrontal, l'hippocampe et le cervelet, des régions du cerveau associées respectivement à la fonction exécutive, à la mémoire spatiale et à la coordination motrice, d'une façon que peu d'autres activités font simultanément.

Une étude de la Harvard Medical School a montré que les adultes âgés qui pratiquaient le Tai Chi deux fois par semaine pendant douze semaines présentaient des améliorations significatives des évaluations cognitives mesurant l'attention, la vitesse de traitement et la fonction exécutive, ainsi que des augmentations du volume de matière grise dans les régions cérébrales associées à ces fonctions. Notamment, les améliorations étaient les plus marquées chez les participants qui présentaient des signes précoces de déclin cognitif au début de l'étude, ce qui suggère que le Tai Chi peut être particulièrement précieux en tant qu'intervention précoce pour le vieillissement cognitif.

Les élèves de mes cours font fréquemment état d'améliorations de la clarté mentale après une à deux semaines de pratique régulière. Les descriptions vont de « le brouillard s'est un peu dissipé » à « je me suis souvenu de trois choses que j'oubliais depuis des mois ». Ces rapports subjectifs sont cohérents avec ce que la recherche mesure objectivement, et ils comptent, car l'expérience subjective de l'acuité mentale a un impact énorme sur la qualité de vie, la confiance en soi et l'autonomie.

Qualité du sommeil

Souvent négligée dans les discussions sur les bénéfices de l'exercice pour les personnes âgées, l'amélioration de la qualité du sommeil est l'un des résultats les plus constamment rapportés de la pratique du Tai Chi, et l'un des plus impactants pour la santé globale.

Le mauvais sommeil est endémique chez les personnes âgées. Les changements du rythme circadien, la production réduite de mélatonine, l'augmentation des douleurs nocturnes, l'anxiété et les effets secondaires de multiples médicaments contribuent tous à l'expérience largement rapportée parmi les seniors de rester éveillé des heures, de se réveiller fréquemment, ou de ne jamais se sentir vraiment reposé même après une nuit complète au lit.

Le Tai Chi en chaise traite la qualité du sommeil par de multiples voies. La réduction des niveaux de cortisol facilite physiologiquement la transition vers le sommeil. L'activation parasympathique produite par le mouvement axé sur la respiration entraîne le système nerveux à accéder à un état de calme qui est le précurseur nécessaire à l'endormissement. Le bénéfice physique d'avoir bougé doucement le corps pendant la journée contribue à ce que les chercheurs spécialistes du sommeil appellent la « pression de sommeil », la pression biologique au repos qui s'accumule tout au long de la journée et facilite l'endormissement ainsi que le fait de rester endormi.

Plusieurs élèves m'ont dit, dans des termes remarquablement similaires, qu'ils avaient commencé le programme dans l'espoir d'améliorer leur souplesse et qu'ils ont fini par être surtout reconnaissants du fait qu'ils avaient enfin commencé à dormir toute la nuit.

Une note sur les résultats individuels

Chaque bénéfice décrit dans ce chapitre est bien étayé par la recherche et observé régulièrement auprès de milliers d'élèves. Mais il est également vrai que les résultats individuels varient. Le rythme auquel vous remarquerez une amélioration dépendra de votre point de départ, de votre régularité, de vos conditions de santé spécifiques, et de facteurs aussi personnels que vos niveaux de stress et la qualité de votre alimentation.

Ce que je peux vous promettre, avec la confiance construite sur quinze ans à observer des personnes se transformer grâce à cette pratique, c'est ceci : si vous vous présentez pendant dix minutes par jour au cours des quatre prochaines semaines et suivez ce programme avec une attention sincère, vous vous sentirez différent à la fin de ce que vous vous sentez maintenant. Pas différent de façon miraculeuse. Pas différent de façon spectaculaire du jour au lendemain. Mais genuinement, mesurablement, durablement différent d'une façon qui comptera dans votre vie quotidienne.

Cela mérite qu'on se présente.

Le prochain chapitre vous préparera concrètement au travail à venir, en couvrant tout ce que vous devez savoir sur l'installation de votre espace, le choix de la bonne chaise, les consignes de sécurité et le démarrage de votre première séance avec confiance.

Chapitre 2: Se préparer au Tai Chi en chaise

Commencer quelque chose de nouveau demande du courage, surtout lorsque votre corps a traversé des changements qui vous rendent plus prudent qu'autrefois. Peut-être avez-vous déjà essayé des programmes d'exercice qui allaient trop vite, étaient trop difficiles, ou trop déconnectés de là où vous en êtes réellement physiquement. Peut-être qu'un médecin ou un membre de votre famille vous a suggéré cela, et qu'une partie de vous n'est pas encore sûre d'être « du genre à faire de l'exercice ». Peut-être êtes-vous enthousiaste et prêt, et souhaitez simplement savoir quoi faire ensuite.

Quel que soit votre point de départ, ce chapitre est pour vous.

La préparation dans le Tai Chi en chaise n'est pas seulement logistique. C'est un acte de soin envers soi-même. Choisir la bonne chaise, créer un espace qui invite à la pratique, comprendre les principes fondamentaux de sécurité, et aborder votre pratique avec la bonne posture mentale ne sont pas des étapes préliminaires avant que le vrai travail ne commence. Ils sont le vrai travail. Ils font la différence entre une pratique qui dure quatre semaines et une qui devient une partie de votre vie.

Passons en revue chaque point soigneusement, car vous méritez de commencer ce programme avec tout bien préparé en votre faveur.

2.1 Choisir la bonne chaise

Pourquoi la chaise compte plus que vous ne le pensez peut-être

Dans la plupart des programmes de remise en forme, l'équipement est secondaire. Dans le Tai Chi en chaise, la chaise est centrale. C'est votre base, votre ancre, et l'outil qui rend chaque mouvement possible. Une chaise mal choisie peut créer de l'inconfort, favoriser une mauvaise posture, limiter l'amplitude de mouvement, ou, dans le pire des cas, compromettre votre stabilité pendant la pratique. Une chaise bien choisie fait le contraire. Elle soutient silencieusement chaque mouvement que vous faites, libérant votre attention de l'incertitude physique pour la diriger vers la pratique elle-même.

Ce n'est pas un endroit où faire des compromis, et heureusement ce n'est pas non plus un endroit qui nécessite de dépenser de l'argent. La bonne chaise pour le Tai Chi en chaise se trouve très probablement déjà dans votre maison.

Les caractéristiques d'une chaise idéale

Votre chaise est votre outil le plus important. Vous n'avez pas besoin d'acheter quelque chose de sophistiqué. En fait, votre chaise de salle à manger est probablement parfaite, mais vous devez être exigeant. Si votre chaise vacille, vous passerez votre énergie à vous inquiéter de tomber plutôt qu'à vous concentrer sur votre respiration. Voici ce qu'il faut rechercher :

Stabilité. C'est la caractéristique la plus importante. Votre chaise ne doit pas se balancer, basculer, vaciller ou se déplacer lorsque vous bougez les bras, faites pivoter le torse ou déplacez votre poids d'un côté à l'autre. Les chaises à quatre pieds avec une large base sont l'option la plus stable. Évitez toute chaise à roulettes, même si les roulettes ont des freins. Évitez les chaises pliantes à moins qu'elles ne soient spécifiquement conçues comme résistantes et n'aient été testées pour leur stabilité. Évitez complètement les chaises pivotantes. Une chaise de salle à manger solide en bois ou en métal est souvent le choix idéal.

Fermeté de l'assise. La surface de l'assise doit être suffisamment ferme pour vous permettre de sentir vos ischions, les deux protubérances osseuses à la base du bassin, en contact avec elle. Si le rembourrage est si doux que vous vous enfoncez considérablement dans l'assise, votre bassin va basculer vers l'arrière, arrondissant votre région lombaire et faisant s'effondrer votre posture. Cela limite non seulement la qualité de vos mouvements, mais peut contribuer à des tensions lombaires à long terme. Si votre chaise préférée a un coussin très doux, envisagez de placer un mince coussin ferme ou une couverture pliée sur l'assise pour relever et raffermir la surface.

Hauteur de l'assise. Lorsque vous vous asseyez vers la moitié avant de l'assise avec les pieds à plat sur le sol, vos genoux doivent former approximativement un angle de 90 degrés. Vos cuisses doivent être à peu près parallèles au sol ou légèrement inclinées vers les genoux. Si la chaise est trop basse, vos genoux seront plus hauts que vos hanches, ce qui comprime les fléchisseurs de la hanche et rend beaucoup plus difficile le maintien d'une posture droite. Si la chaise est trop haute, vos pieds peuvent pendre, ce qui supprime l'ancrage que requiert une pratique correcte.

Pour ajuster la hauteur, utilisez un repose-pieds ferme et antidérapant si la chaise est trop haute pour la longueur de vos jambes. Si l'assise de la chaise est trop basse, un coussin d'assise ferme de cinq à dix centimètres peut relever efficacement votre hauteur assise. L'essentiel est que vos pieds doivent être entièrement soutenus, soit par le sol soit par un repose-pieds stable, pendant toute la séance de pratique.

Dossier. Votre chaise doit avoir un dossier qui soutient une position vertébrale neutre et droite. Un dossier droit ou très légèrement incliné est idéal. Les chaises à dossier très incliné, à courbes lombaires prononcées ou à assises en cuvette qui inclinent le bassin vers l'arrière iront à l'encontre de la posture droite que requiert le Tai Chi. Cela dit, vous n'avez pas besoin de vous appuyer sur le dossier pendant la pratique. Dans la plupart des mouvements, vous serez assis quelques centimètres en avant du dossier, droit et auto-soutenu. Le dossier est là comme référence et réassurance, pas comme soutien constant.

Accoudoirs. Les accoudoirs sont utiles pour la stabilité lors des transitions et peuvent donner confiance à ceux qui se sentent moins à l'aise en position assise. Cependant, les accoudoirs ne doivent pas limiter votre capacité à bouger librement les bras pendant les mouvements. Si les accoudoirs sont très hauts, très larges, ou positionnés de sorte que vos bras les touchent lors des mouvements latéraux ou vers l'avant, ils deviennent un obstacle plutôt qu'une aide. Testez cela avant votre première séance en balayant lentement les bras dans les directions de base des mouvements de pratique. Si les accoudoirs gênent, une chaise sans accoudoirs est un meilleur choix.

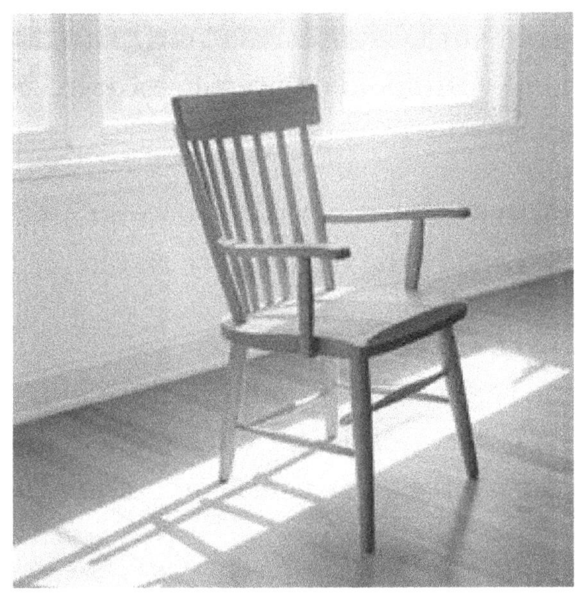

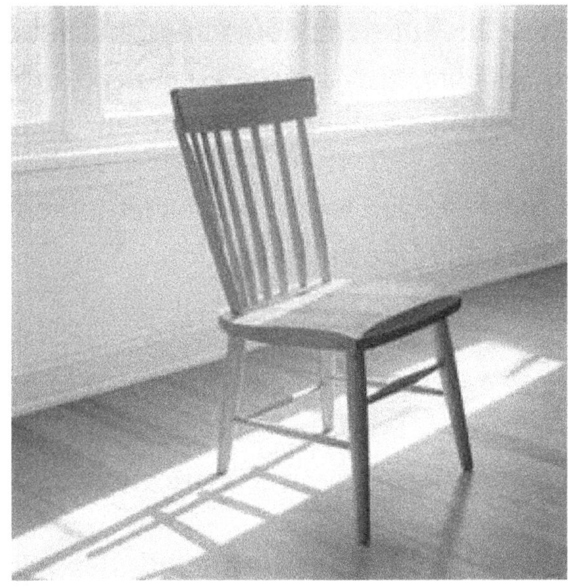

La Chaise Idéale pour la Pratique – Accoudoirs **La chaise idéale pour la pratique – Sans accoudoirs**

Tester votre chaise avant de commencer

Une fois que vous avez identifié votre chaise, effectuez cette simple vérification de stabilité et de confort avant votre première séance de pratique.

Étape 1 : Asseyez-vous vers la moitié avant de l'assise, pieds à plat sur le sol, séparés de la largeur des hanches. Remarquez si vos pieds sont entièrement soutenus.

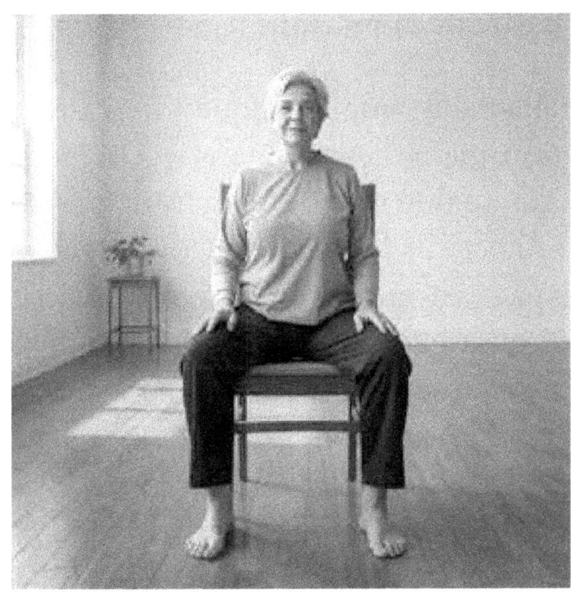

Étape 2 : Appuyez doucement mais fermement sur la chaise avec les deux mains sur les côtés de l'assise et balancez subtilement votre poids d'un côté à l'autre. La chaise doit sembler complètement inamovible.

Étape 3 : Levez les deux bras lentement sur les côtés et vers l'avant, en imitant un mouvement de balayage doux. Vérifiez qu'aucune partie de la chaise ne bloque le mouvement.

Étape 4 : Faites pivoter doucement la partie supérieure de votre corps de quelques degrés vers la droite, puis vers la gauche. La chaise doit rester totalement stable. Si elle passe les quatre vérifications, vous avez trouvé votre chaise de pratique.

Une note sur le positionnement

Placez votre chaise sur une surface ferme et nivelée. Évitez les tapis épais ou les revêtements de sol inégaux. Si votre maison a principalement de la moquette épaisse et qu'un sol plus dur n'est pas disponible, placez un tapis antidérapant sous les pieds de la chaise pour éviter tout glissement pendant la pratique. Assurez-vous qu'il y a au moins soixante à quatre-vingt-dix centimètres d'espace libre de chaque côté de la chaise et devant elle, et au moins trente centimètres d'espace derrière le dossier.

2.2 Aménager votre espace de pratique

L'environnement fait partie de la pratique

Le Tai Chi est véritablement une pratique de l'attention. Tout en lui, le mouvement, la respiration, même l'espace dans lequel on pratique, est conçu pour aiguiser la conscience. La qualité de votre environnement sensoriel pendant ces dix minutes a un effet direct sur la facilité avec laquelle vous pouvez accéder à cette conscience. Un espace encombré, bruyant ou mal éclairé crée une friction mentale contre laquelle vous devrez lutter chaque fois que vous vous asseyez pour pratiquer. Un espace calme, ordonné et accueillant fait le contraire. Il prépare votre système nerveux au type de relaxation attentive qui rend le Tai Chi en chaise le plus efficace.

Aménager votre espace de pratique ne nécessite pas de redécorer une pièce. Cela nécessite de prendre une série de petites décisions délibérées sur la façon d'utiliser un espace existant dans votre maison.

Sol et sécurité physique

Le sol autour de votre zone de pratique compte pour deux raisons : il affecte la stabilité de votre chaise, et il affecte ce qui se passe dans les rares occasions où vous devez vous lever, faire un pas ou attraper quelque chose.

Le parquet, le stratifié, le carrelage et la moquette rase sont tous des surfaces adaptées. La moquette épaisse et moelleuse ou les tapis qui pourraient se froisser ou se déplacer sont moins idéaux. Si vous pratiquez sur un sol lisse et dur, assurez-vous que les pieds de la chaise ont des patins en caoutchouc ou des protections antidérapantes pour éviter les glissements.

Retirez tout tapis portable, natte, câble électrique, jouets d'animaux de compagnie, meubles bas ou autres objets de la zone immédiate autour de votre chaise avant chaque séance. Vous n'avez pas besoin d'une grande zone dégagée, juste assez pour que si vous vous penchez légèrement ou étendez un bras ou une jambe, vous ne touchiez rien d'inattendu.

Éclairage

La lumière naturelle est idéale pour la pratique matinale ou de milieu de journée. Positionnez votre chaise pour profiter de toute lumière naturelle disponible, idéalement face à une fenêtre ou à côté d'elle plutôt que directement vers le soleil. La lumière naturelle favorise l'éveil, élève l'humeur et crée un sentiment de connexion avec l'environnement extérieur que de nombreux pratiquants trouvent doucement énergisant.

Pour la pratique en soirée ou dans les pièces à lumière naturelle limitée, utilisez un éclairage ambiant et chaud plutôt que des néons durs au plafond. L'objectif est d'avoir suffisamment de lumière pour pratiquer confortablement, voir clairement vos mains et vos pieds, et rester mentalement alerte, sans la dureté visuelle qui rend la relaxation difficile. Les variateurs d'intensité, les lampadaires ou les lampes de table à réglage chaud fonctionnent bien.

Évitez de pratiquer dans des conditions très sombres ou obscures. Il s'agit à la fois d'une considération de sécurité et d'une considération pratique. Votre système visuel contribue considérablement à votre sens de l'orientation spatiale et de l'équilibre, et pratiquer dans une bonne lumière maintient tous vos sens en harmonie.

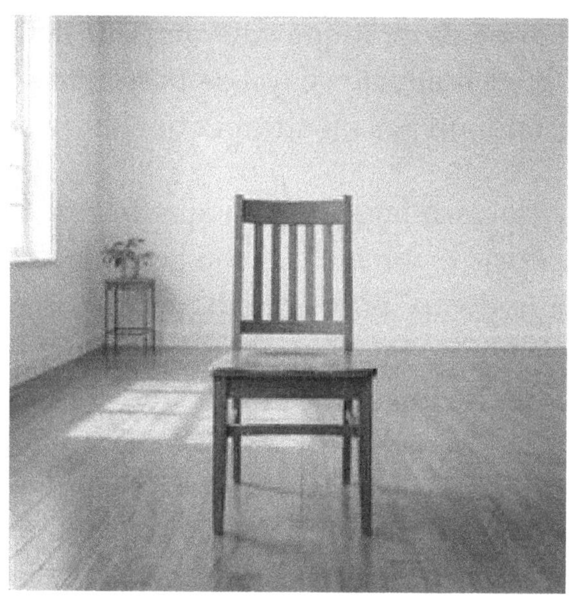

L'aménagement de l'espace de pratique

Environnement sonore

Le silence est optimal, surtout dans les premières semaines où vous apprenez les séquences de mouvements et travaillez à maintenir une attention concentrée. Même le bruit de fond familier, une télévision allumée dans une autre pièce, une radio qui joue, ou une conversation en arrière-plan, crée une concurrence pour l'attention que vous ne remarquerez pas jusqu'à ce que vous pratiquiez sans et que vous réalisiez à quel point l'expérience semble plus calme.

Si un silence complet n'est pas disponible chez vous, essayez d'utiliser de la musique instrumentale douce sans paroles. La musique instrumentale chinoise traditionnelle est un choix classique et est largement disponible sur les services de streaming. Les sons doux de la nature, la musique classique douce ou les paysages sonores ambiants fonctionnent également bien. L'essentiel est que l'audio ne nécessite aucune écoute active. Il doit rester en arrière-plan et adoucir l'environnement sonore, sans engager l'esprit.

Éteignez ou mettez en mode silencieux votre téléphone portable avant chaque séance. Si vous utilisez un minuteur, réglez-le avant de commencer et posez le téléphone face vers le bas. Les dix minutes que vous consacrez à cette pratique sont les vôtres, et elles méritent la même attention protégée que vous donneriez à un rendez-vous médical ou à un repas que vous souhaitez vraiment apprécier.

Température et qualité de l'air

Pratiquez dans une pièce à température confortable et stable. Les muscles froids sont plus raides et plus sujets à l'inconfort, donc si votre maison est fraîche, envisagez une couche légère de vêtements ou un bref échauffement avec de petits mouvements des mains et des poignets avant de commencer la séquence principale de la séance.

L'air frais, lorsqu'il est disponible, améliore la composante respiratoire de la pratique. Si le temps le permet, entrouvrir légèrement une fenêtre crée une fraîcheur subtile que de nombreux pratiquants trouvent propice à une séance plus alerte et plus claire.

Créer de la constance dans votre espace

Pratiquer au même endroit physique chaque jour, ou aussi régulièrement que possible, contribue à ce que les psychologues comportementalistes appellent le repérage environnemental. Votre cerveau commence à associer un contexte physique spécifique à un état mental et physique spécifique. Au fil du temps, aller vers votre chaise de pratique et vous asseoir commence automatiquement à déclencher un passage vers l'éveil détendu que requièrent vos séances, avant même que vous ayez pris votre première inspiration.

Ce n'est pas mystique. C'est le même mécanisme qui vous fait vous sentir somnolent lorsque vous vous allongez dans votre lit, ou affamé lorsque vous vous asseyez à votre table de cuisine. Les environnements déclenchent des états. Construisez l'association intentionnellement, et votre pratique deviendra progressivement plus facile à atteindre quel que soit le déroulement de votre journée.

Même les petits détails constants aident. Placer votre chaise de pratique au même endroit à chaque fois, utiliser la même source de lumière, garder un verre d'eau à proximité dans le même récipient, ces petites répétitions renforcent le repère environnemental et approfondissent l'association avec le temps.

2.3 La sécurité avant tout

La sécurité n'est pas un avertissement. C'est une pratique.

J'avais l'habitude de passer rapidement sur la partie sécurité dans mes cours parce que je voulais arriver à la « partie amusante ». J'avais tort. J'ai vite appris que la sécurité est la pratique. Se déplacer avec soin n'est pas une question de peur, c'est une question de traiter son corps avec le respect qu'il a mérité.

Les deux requièrent de la conscience. Les deux requièrent une honnêteté sur son état actuel. Les deux requièrent la volonté de se déplacer plus lentement qu'on ne le croit nécessaire, jusqu'à connaître suffisamment bien les réponses de son corps pour faire des choix éclairés sur le rythme et l'amplitude de mouvement. Lorsque vous abordez la sécurité dans cet esprit, elle cesse de ressembler à une liste de restrictions et commence à ressembler à l'autorespect en action.

Préparer votre environnement avant chaque séance

Avant chaque séance de pratique, prenez quatre-vingt-dix secondes pour vérifier votre environnement. Ce n'est pas une suggestion uniquement pour les débutants. C'est une habitude que les pratiquants expérimentés maintiennent tout au long de leurs années de pratique, car les environnements changent et l'attention portée à ceux-ci ne devient jamais superflue.

Parcourez la zone autour de votre chaise de pratique et dégagez tout ce qui n'était pas là la dernière fois : un sac posé après les courses, un animal de compagnie installé près de la chaise, un verre d'eau sur le sol à proximité, ou tout autre objet qui occupe l'espace où vos pieds ou votre corps pourraient bouger. Confirmez que la chaise n'a pas bougé depuis la dernière fois que vous l'avez utilisée et qu'elle reste sur une surface stable.

Vérifiez que votre chaussure est appropriée. Pour la pratique du Tai Chi en chaise, les chaussures plates à bout fermé avec des semelles antidérapantes sont idéales. Les chaussures de sport bien ajustées ou les chaussures plates solides à semelles en caoutchouc fonctionnent bien. Évitez les talons hauts, les chaussons lâches, les sandales ouvertes à l'arrière, ou tout chaussage qui pourrait glisser de votre pied ou ne pas bien adhérer au sol. Si vous préférez pratiquer en chaussettes, choisissez des chaussettes avec une semelle antidérapante, largement disponibles et spécifiquement conçues pour les activités où la stabilité compte.

Sécurité physique pendant la pratique

Les mouvements de ce programme sont conçus pour rester bien dans votre amplitude de mouvement confortable. Vous ne devez jamais ressentir de douleur pendant aucun exercice de ce livre. Une légère conscience musculaire, cette douce confirmation qu'un muscle a été doucement sollicité ou qu'une articulation a été bougée dans son amplitude, est normale et saine. Une douleur vive, une douleur articulaire, une douleur thoracique, des vertiges, un essoufflement, ou toute sensation qui semble anormale est un signal pour s'arrêter immédiatement.

Lorsque vous vous arrêtez, reposez-vous dans votre chaise. Respirez lentement. Si la sensation disparaît rapidement et que vous pouvez en identifier la cause, comme vous être déplacé trop loin ou trop vite dans une direction particulière, vous pouvez reprendre la pratique avec des mouvements plus petits et plus prudents. Si la sensation ne disparaît pas, si vous ressentez un quelconque inconfort thoracique, un essoufflement inhabituel, des vertiges sévères, ou une douleur vive irradiante n'importe où dans le corps, arrêtez pour la journée et contactez votre professionnel de santé avant la prochaine séance.

Ne pratiquez pas immédiatement après un repas copieux. Accordez-vous au moins quatre-vingt-dix minutes entre le repas et la pratique pour permettre à la digestion de se stabiliser et garantir une respiration profonde confortable.

Si vous avez subi une chirurgie récente, une chute récente, une poussée de blessure aiguë, ou une période de maladie, attendez de pratiquer jusqu'à ce que vous ayez reçu l'autorisation médicale. Le Tai Chi en chaise est suffisamment doux pour être approprié à la plupart des conditions physiques, mais « doux » n'est pas la même chose que « approprié à toute situation sans aucune consultation ».

Travailler avec votre équipe soignante

De nombreux élèves viennent au Tai Chi en chaise sur la recommandation de leur médecin, kinésithérapeute ou ergothérapeute, et cette collaboration est véritablement précieuse. Si vous avez un professionnel de santé habituel, envisagez de mentionner que vous commencez ce programme. La plupart seront encourageants, et certains peuvent avoir des recommandations spécifiques basées sur votre historique de santé individuel.

Si vous avez des conditions physiques spécifiques qui affectent votre mouvement, telles que des fractures vertébrales par compression, une ostéoporose sévère, des événements cardiaques récents, une pression artérielle non contrôlée, ou des conditions neurologiques, consultez votre médecin avant de commencer. Dans la plupart des cas, la réponse sera une forme modifiée de pratique plutôt qu'une éviction totale, mais obtenir ce conseil en premier est le choix responsable et libérateur.

Les kinésithérapeutes sont des alliés particulièrement précieux pour les pratiquants de Tai Chi en chaise. Si vous travaillez actuellement avec un kinésithérapeute, montrez-lui ce livre. De nombreux kinésithérapeutes sont familiers avec le Tai Chi comme pratique de réhabilitation et peuvent vous aider à adapter des mouvements spécifiques à vos besoins particuliers.

La chaise comme ancre de sécurité

L'une des caractéristiques de sécurité les plus importantes de cette pratique est celle qui est toujours là avec vous : la chaise. Lors de tout mouvement où vous vous sentez incertain, vous pouvez presser doucement les paumes sur les accoudoirs ou la surface de l'assise pour rétablir votre sentiment d'ancrage. Lors de tout mouvement impliquant la partie supérieure du corps, les deux pieds restent à plat sur le sol et les deux ischions restent en contact avec l'assise, offrant une base stable à trois points.

Dans la version debout du Tai Chi, maintenir l'équilibre est un effort physique actif qui nécessite des microajustements constants. Dans le Tai Chi en chaise, la chaise absorbe entièrement cet effort, ce qui explique pourquoi la pratique est à la fois plus accessible pour les personnes ayant des difficultés d'équilibre et plus concentrée pour tout le monde. L'énergie du corps est redirigée du travail de ne pas tomber vers le travail de bien se mouvoir.

Intériorisez ceci dès le début : la chaise n'est pas un signe que vous n'êtes pas assez fort pour rester debout. La chaise est l'outil qui rend chaque mouvement plus propre, plus contrôlé et plus profondément ressenti.

2.4 Se préparer mentalement à la pratique

Le moment avant de commencer

Il y a un moment particulier que les bons professeurs de Tai Chi cultivent chez leurs élèves, et il se produit avant le premier mouvement de chaque séance. C'est le moment de l'arrivée. La transition d'être quelqu'un qui est sur le point de pratiquer à quelqu'un qui est déjà présent dans la pratique.

La plupart d'entre nous arrivent à toute activité encore chargés du résidu cognitif de ce qui précédait. La conversation non résolue de ce matin, la tâche que vous continuez de repousser, l'inquiétude qui surgit sans prévenir et occupe de l'espace au fond de votre conscience. Ce ne sont pas des problèmes à résoudre avant de pouvoir pratiquer. Ce sont simplement le contenu naturel d'un esprit humain bien rempli. Se préparer mentalement au Tai Chi en chaise ne signifie pas vider votre esprit de tout cela. Cela signifie apprendre à le mettre de côté intentionnellement, comme on poserait un sac en s'asseyant à une table, sachant qu'il sera là à reprendre quand on en aura besoin.

Définir une intention

L'un des outils les plus pratiques et les plus efficaces pour la préparation mentale est de définir une intention simple au début de chaque séance. Une intention dans ce contexte n'est pas un objectif ni une cible de performance. C'est une qualité d'attention ou d'engagement que vous souhaitez apporter aux dix prochaines minutes.

Les intentions fonctionnent mieux lorsqu'elles sont brèves, spécifiques à ce que vous ressentez aujourd'hui, et entièrement sous votre contrôle. Voici des exemples d'intentions qui ont bien servi mes élèves au fil des années :

- « Je me déplacerai aussi lentement que ma respiration le permet. »
- « J'observerai où je retiens de la tension et je la laisserai se relâcher. »

- « Je serai patient(e) avec moi-même lorsqu'un mouvement semble peu familier. »
- « Je donnerai ces dix minutes entièrement à cette pratique. »
- « Je traiterai mon corps avec bienveillance aujourd'hui. »

Vous n'avez pas besoin d'écrire votre intention, bien que certains élèves trouvent cela utile. Vous la formulez simplement silencieusement pour vous-même, ou même simplement la formez clairement comme une pensée, au début de la séance. Ce petit acte de cadrage intentionnel a un effet mesurable sur la qualité de la pratique qui suit, car il fait passer votre orientation d'une participation passive à un engagement actif et délibéré.

La patience : la qualité la plus importante que vous apportez

Le Tai Chi n'est pas une pratique où l'effort produit des résultats en proportion de son intensité. En fait, la relation fonctionne presque à l'inverse. Plus vous essayez de vous déplacer avec force, plus vous introduisez de tension dans le mouvement, et moins les bénéfices du Tai Chi sont délivrés efficacement. Plus votre approche est douce, lente et patiente, plus la pratique atteint en profondeur.

Cela va à l'encontre de l'ethos de la plupart des exercices occidentaux, construits sur la prémisse que plus d'effort est mieux. Apprendre à trouver la qualité dans la douceur est l'une des premières et des plus gratifiantes leçons qu'enseigne le Tai Chi en chaise, et c'est, pour beaucoup d'élèves, une leçon qui se transpose de façon significative à leur façon d'aborder d'autres aspects de leur vie.

Donnez-vous la permission d'être débutant. Donnez-vous la permission de vous déplacer imparfaitement. Dans les premières semaines de ce programme, concentrez-vous sur la familiarité avec les mouvements, pas sur leur maîtrise. Si un mouvement prend deux semaines pour sembler naturel, ce n'est pas une progression lente. C'est exactement le bon rythme.

De nombreux élèves me disent que la première semaine de pratique s'est sentie maladroite, et qu'à la troisième semaine ils ne pouvaient pas imaginer avoir arrêté. Les élèves qui ont atteint la troisième semaine étaient simplement ceux qui continuaient à se présenter sans exiger d'être plus avancés qu'ils ne l'étaient.

Rester présent pendant la pratique

La qualité d'attention que vous apportez à chaque mouvement est ce qui distingue le Tai Chi en chaise des étirements passifs ou de la répétition mécanique des exercices. Lorsque vous vous déplacez avec une conscience authentique, en sentant le poids de votre bras, en remarquant la durée de votre exhalation, en observant la subtile sensation de rotation dans votre colonne vertébrale, la pratique devient quelque chose de vivant. Lorsque l'esprit vagabonde et que le corps se déplace en pilote automatique, les mouvements peuvent encore se produire, mais une grande partie de ce qui rend le Tai Chi uniquement bénéfique est perdue.

Rester présent ne nécessite pas une discipline mentale extraordinaire. Cela nécessite une stratégie simple et répétable pour ramener l'attention lorsqu'elle dérive. Voici des approches qui fonctionnent bien pour différents types d'apprenants.

Conscience de la respiration. L'ancre la plus facile et la plus fiable pour l'attention au moment présent est la respiration. Chaque fois que vous remarquez que votre esprit a vagabondé, ramenez votre attention sur la sensation de l'air entrant dans vos narines, remplissant vos poumons, et se relâchant lentement. À partir de ce moment de conscience de la respiration, laissez le mouvement réapparaître.

Conscience des mains. Lors des mouvements des bras en particulier, concentrer l'attention sur la sensation dans vos mains, leur chaleur, leur poids, le picotement qui se développe parfois à mesure que la circulation s'améliore, est un moyen très efficace de rester ancré dans l'expérience physique immédiate de la pratique.

Compter les cycles respiratoires. Certains élèves trouvent utile de compter silencieusement dans les premières semaines lorsque les séquences de mouvements ne sont pas encore automatiques. Comptez chaque exhalation, de un à dix, puis recommencez. Cela donne à l'esprit analytique quelque chose de simple à faire pendant que le reste de votre attention se détend dans le mouvement.

Regard doux. Dans le Tai Chi traditionnel, la direction du regard fait partie de la pratique. Pour le Tai Chi en chaise, une approche simple et efficace est de laisser les yeux se reposer avec un regard doux et légèrement défocalisé à environ deux ou trois mètres devant vous, au niveau de l'horizon. Ce « regard doux » légèrement défocalisé est associé au même changement du système nerveux parasympathique que la respiration profonde et est utilisé dans de nombreuses pratiques contemplatives comme outil pour calmer l'activité mentale.

La clôture de chaque séance

La façon dont vous terminez une séance de pratique compte autant que la façon dont vous la commencez. Se lever précipitamment de votre chaise pour passer à l'élément suivant de l'agenda de la journée clôt la séance sans laisser ses effets se stabiliser.

Après votre dernier mouvement de chaque séance, faites un cycle complet de respiration par le nez et expirez par la bouche. Laissez vos mains reposer confortablement dans votre giron. Pendant trente à soixante secondes, asseyez-vous simplement et observez. Comment se sentent vos mains ? Vos épaules sont-elles plus relâchées qu'au début ? Votre respiration est-elle plus lente ? Y a-t-il une sensation de chaleur ou de picotement dans les bras, les mains ou la colonne vertébrale ?

Ces observations ne sont pas des métriques de performance. Ce sont la conversation que votre corps a avec vous, et apprendre à l'entendre fait partie de ce que le Tai Chi en chaise développe avec le temps. Les élèves qui deviennent les plus accordés à leur corps grâce à cette pratique sont ceux qui se donnent ces moments tranquilles d'observation, à la fois à la clôture des séances et progressivement tout au long de leur vie quotidienne.

Levez-vous lentement, surtout dans les premières semaines. Prenez un moment en position assise avant de vous lever, soyez conscient de la transition, et poussez vers le haut en utilisant les accoudoirs de la chaise si disponibles. Il n'y a pas de hâte. La pratique se termine quand elle se termine, pas quand le minuteur sonne.

Vous êtes maintenant prêt à commencer.

Chapitre 3: Les fondamentaux du Tai Chi en position assise

Toute pratique accomplie a une base. En architecture, c'est le sol sous la structure. En musique, c'est la capacité à tenir le rythme avant d'ajouter la mélodie. Dans le Tai Chi en chaise, la base est trois choses travaillant ensemble : la respiration, la posture et le mouvement de base. Maîtrisez ces trois éléments, même partiellement, même imparfaitement, et tout le reste de ce programme arrivera plus naturellement et semblera plus gratifiant.

Ce chapitre ne porte pas sur l'exécution du Tai Chi. Il porte sur sa compréhension de l'intérieur, comprendre ce que fait votre respiration et pourquoi, ce que fait votre colonne vertébrale et pourquoi, et ce qui se passe lorsque vous déplacez un membre avec une véritable lenteur et intention plutôt que de simplement passer par les mouvements. Prenez votre temps avec ce chapitre. Lisez-le une fois pour vous familiariser, puis revenez-y comme référence pendant votre première semaine de pratique.

3.1 Les techniques de respiration correcte

Pourquoi la respiration vient en premier

Dans la plupart des programmes d'exercice conventionnels, la respiration est une réflexion après coup. Dans le Tai Chi en chaise, la respiration n'est pas accessoire au mouvement. À bien des égards, la respiration est le mouvement, et les bras, le torse et les jambes expriment simplement ce que la respiration fait déjà.

Lorsque vous respirez de façon superficielle, rapide et irrégulière, votre corps l'interprète comme un signal de stress. Les hormones du stress augmentent. Les muscles se tendent. Lorsque vous respirez lentement et pleinement, le contraire se produit. L'ensemble du système, musculaire, neurologique, émotionnel, commence à s'assouplir et à s'ouvrir.

Chaque séquence de mouvement de ce programme est construite autour de la respiration. Cela signifie que votre première pratique en Tai Chi n'est pas d'apprendre à se déplacer. C'est d'apprendre à bien respirer.

Respiration diaphragmatique : la base

Nous allons réapprendre à respirer. La plupart d'entre nous respirent de façon superficielle, dans la poitrine, surtout lorsque nous sommes stressés. Dans le Tai Chi, nous respirons profondément dans le ventre. Pensez-y comme remplir un ballon par le bas. Ce n'est pas seulement une technique, c'est un signal pour votre système nerveux que vous êtes en sécurité.

Étape 1 : Asseyez-vous droit dans votre chaise de pratique. Placez une main à plat sur votre poitrine et une main à plat sur votre abdomen inférieur juste en dessous du nombril.

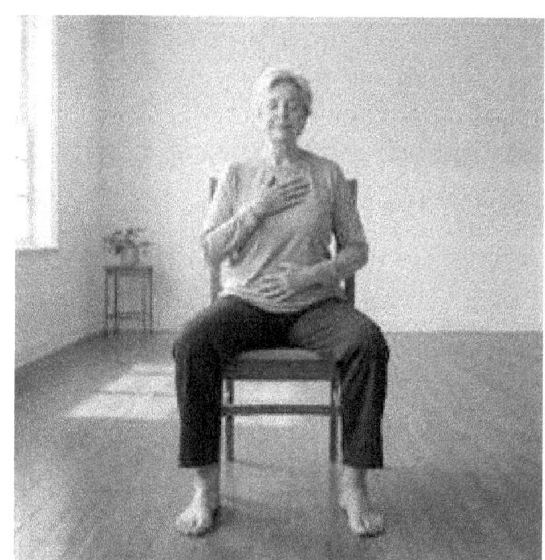

Étape 2 : Inspirez lentement par le nez. Dirigez la respiration vers le bas comme si vous remplissiez le bas de vos poumons en premier. La main sur votre abdomen doit s'élever doucement vers l'extérieur. La main sur votre poitrine doit rester relativement immobile.

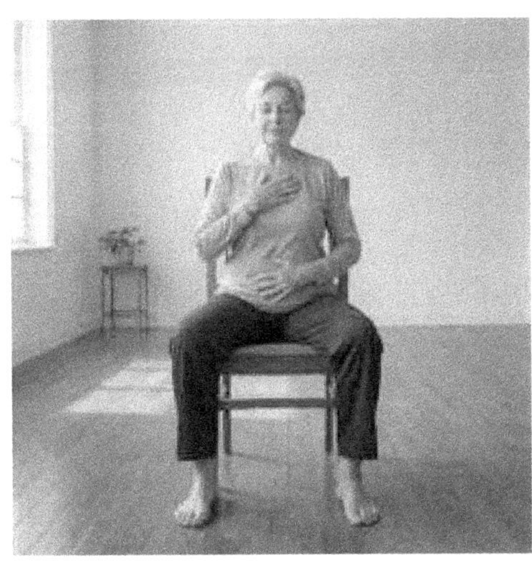

Étape 3 : Expirez lentement par la bouche. Laissez l'abdomen se détendre vers l'intérieur au fur et à mesure que la respiration se libère. Laissez l'expiration être complètement passive, sans pousser ni forcer, simplement en relâchant.

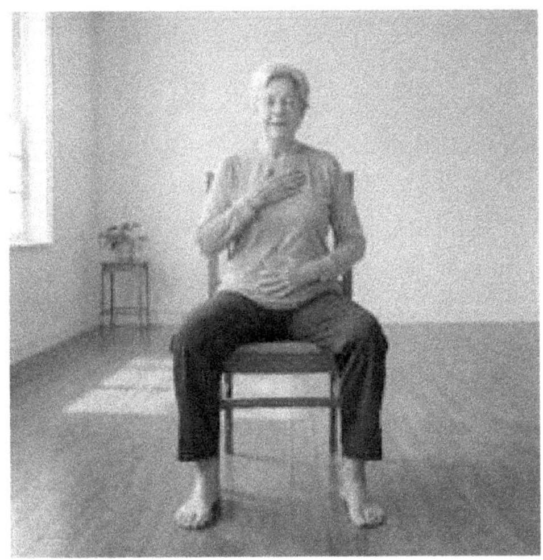

Étape 4 : Répétez ce cycle cinq à six fois, en vous concentrant entièrement sur la sensation de l'abdomen qui monte et descend.

Coordonner la respiration avec le mouvement

Une fois que la respiration diaphragmatique semble accessible, associez-la au mouvement. La règle dans le Tai Chi en chaise est cohérente et intuitive : **les mouvements d'ouverture s'associent à l'inhalation, les mouvements de fermeture s'associent à l'exhalation.**

Un exemple simple : levez lentement les deux bras depuis votre giron vers les côtés et au-dessus de la tête en inspirant.

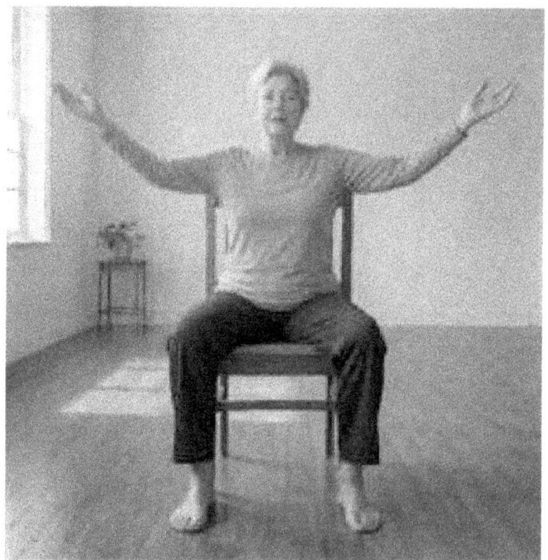

Abaissez-les lentement vers votre giron en expirant. L'inhalation semble soulever les bras. L'exhalation semble les guider vers le bas.

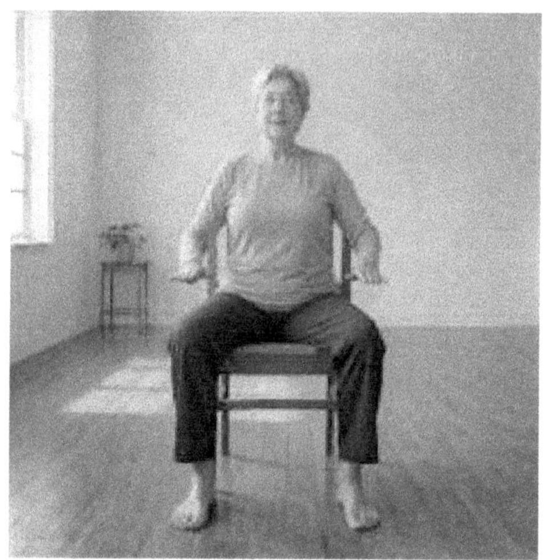

Pratiquez cette simple élévation et abaissement des bras trois fois avant de tenter tout autre mouvement de ce chapitre. Le mouvement doit toujours attendre la respiration, jamais l'inverse.

L'expiration comme clé de la relaxation

Pendant l'expiration, le système nerveux parasympathique prend le relais et le corps se détend de façon mesurable. Faites durer votre expiration au moins aussi longtemps que votre inhalation, et idéalement un peu plus longtemps. Si vous inspirez en comptant jusqu'à quatre, expirez en comptant jusqu'à cinq ou six.

3.2 Posture et alignement en position assise

La posture comme architecture du mouvement

La bonne posture assise dans le Tai Chi n'est pas rigide ni forcée. Elle est organisée, ce qui signifie que tous les segments du corps sont empilés dans une relation qui permet au poids de se transférer naturellement, aux muscles de travailler sans surcompensation, et à la respiration de se déplacer librement.

Les éléments de la posture assise correcte

Les ischions et le bassin : Asseyez-vous vers la moitié avant de votre assise de chaise. Sentez les deux ischions entrant en contact égal et ancré avec l'assise. À partir de cet ancrage, votre colonne vertébrale peut s'élever naturellement vers le haut.

La colonne vertébrale : Imaginez un fil attaché au sommet même de votre crâne, tirant doucement le dessus de votre crâne vers le plafond. La colonne s'allonge. La poitrine s'ouvre légèrement. La région lombaire s'installe dans sa courbe naturelle.

Les épaules : Laissez les épaules descendre loin des oreilles. Au début de chaque séance et à tout moment pendant la pratique où vous remarquez que les épaules remontent, utilisez l'expiration pour les relâcher vers le bas.

Les mains et les bras : Au repos, laissez vos mains reposer lâchement dans votre giron. Les doigts ne sont ni crispés ni rigidement étendus, simplement relâchés.

Les pieds : Les deux pieds reposent à plat sur le sol, séparés de la largeur des hanches. Le poids est distribué uniformément sur tout le pied.

La tête et le regard : La tête se pose équilibrée sur la colonne, le menton ni rentré brusquement ni levé de façon agressive. Le regard est dirigé vers l'avant avec une qualité douce et légèrement défocalisée.

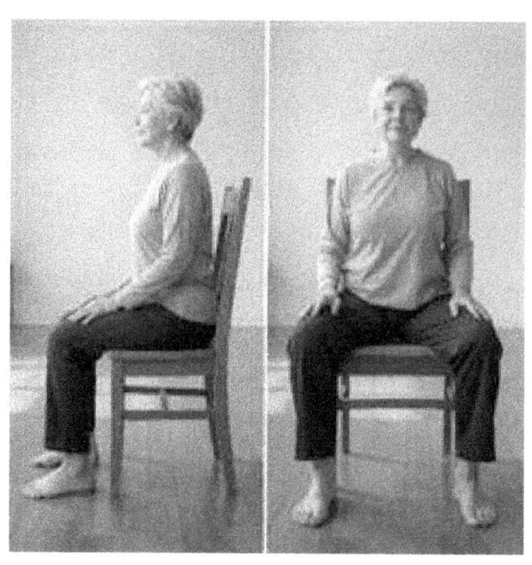

La posture assise correcte

Bonne posture versus erreurs posturales courantes

Région lombaire arrondie: Le bassin bascule vers l'arrière, la région lombaire s'arrondit, la poitrine s'effondre. Correction : faites rouler le bassin vers l'avant jusqu'à ce que les ischions entrent en contact ferme et égal avec l'assise.

Arche lombaire excessive: Le bassin bascule trop vers l'avant. Correction : tirez doucement l'abdomen inférieur vers l'intérieur et vers le haut.

Épaules élevées et tendues: Épaules tirées vers les oreilles. Correction : utilisez l'expiration pour relâcher, ou exagérez le haussement d'épaules, maintenez deux secondes, puis relâchez complètement.

Posture de la tête vers l'avant: La tête se projette vers l'avant au-delà de la ligne des épaules. Correction: retirez doucement le menton jusqu'à ce que l'arrière du cou s'allonge.

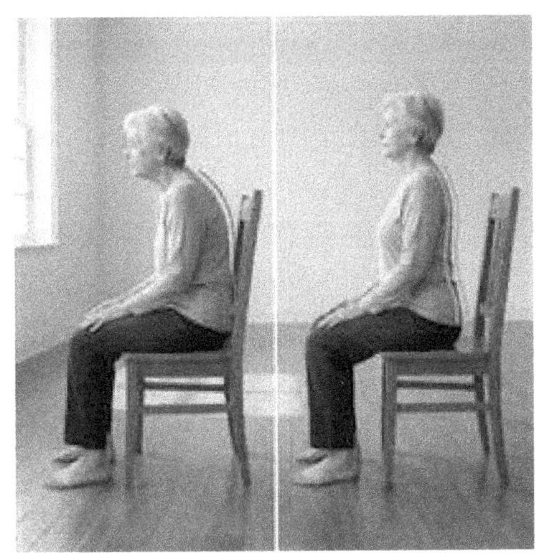

La mauvaise posture   Posture correcte

3.3 Mouvements de base: balancements des bras, extensions de jambe et extensions latérales

Se déplacer avec intention

Les trois mouvements fondamentaux de cette section forment les blocs de construction de chaque séquence d'exercices dans le programme de quatre semaines qui suit. Avant de tenter tout mouvement, rétablissez votre respiration et votre posture telles que décrites dans les Sections 3.1 et 3.2.

3.3.1 Exercice 1 : Balancements doux des bras

Objectif : Échauffer les articulations de l'épaule, détendre les muscles du haut du dos, améliorer la circulation dans les bras et établir la coordination fondamentale de la respiration avec le mouvement.

Position de départ : Asseyez-vous droit, pieds à plat sur le sol séparés de la largeur des hanches, mains reposant lâchement dans le giron, paumes vers le bas, épaules relâchées.

Étape 1 : Ancrage et respiration

Installez votre poids uniformément dans la chaise. Sentez les deux ischions ancrés. Faites un cycle complet de respiration diaphragmatique avant de commencer tout mouvement.

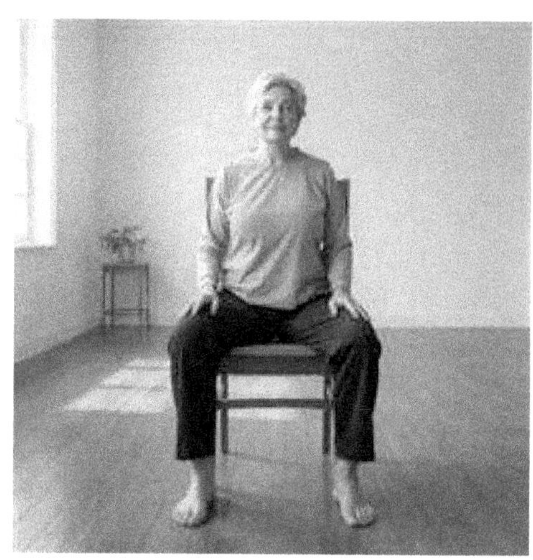

Étape 2 : Faire flotter les bras vers l'avant

En inspirant, faites lentement flotter les deux bras vers l'avant et vers le haut depuis le giron, en guidant avec le dos des poignets. Laissez les bras monter approximativement à la hauteur des épaules, coudes souples et légèrement fléchis.

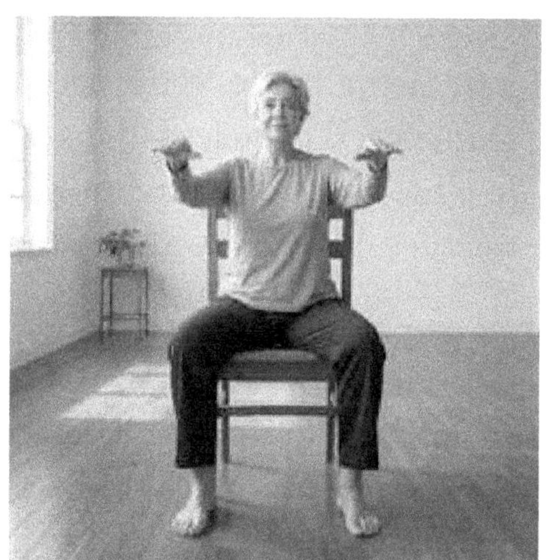

Étape 3 : Ouvrir et s'expanser

Au sommet de l'inspiration avec les bras à la hauteur des épaules, faites une pause pour un moment naturel. Sentez la douce expansion à travers la poitrine et l'ouverture à travers les épaules.

Étape 4 : Descendre à l'expiration

En expirant, laissez lentement les bras flotter vers le bas en direction du giron, paumes vers le bas comme si vous pressiez doucement l'air en dessous. Les bras se posent dans le giron seulement quand l'expiration est complète.

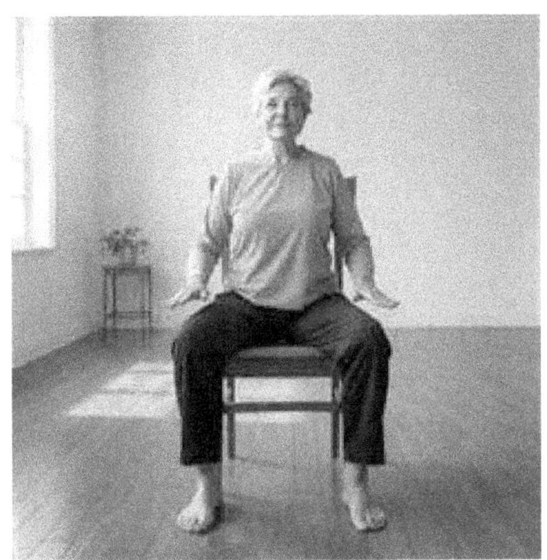

Répétitions : Quatre à six cycles complets par séance.

Adaptation : Si lever les bras à la hauteur des épaules cause de l'inconfort, limitez le flottement à cinq à sept centimètres depuis le giron. Le bénéfice de la coordination respiration-mouvement est préservé à toute amplitude.

3.3.2 Exercice 2 : Extensions de jambe en position assise

Objectif : Activer les quadriceps et les fléchisseurs de la hanche, améliorer la mobilité de l'articulation du genou, stimuler la circulation dans les membres inférieurs et développer une force douce dans les jambes.

Position de départ : Asseyez-vous droit, légèrement vers l'avant sur l'assise. Les mains reposent sur les cuisses ou les accoudoirs pour un léger soutien.

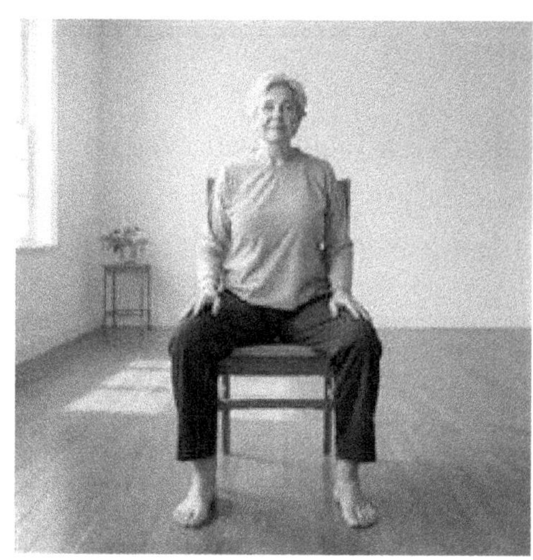

Étape 1 : Ancrage et préparation

Enfoncez les deux pieds dans le sol. Faites un cycle de respiration lent. Remarquez le poids des deux jambes reposant sur la chaise.

Étape 2 : Glisser et faire flotter une jambe

En inspirant, glissez lentement le pied droit vers l'avant le long du sol, en étendant la jambe droite devant vous. Fléchissez doucement le pied vers le haut de sorte que les orteils pointent vers le plafond.

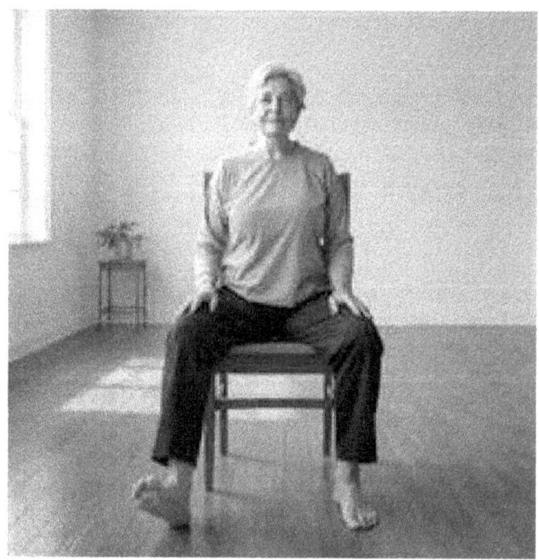

Étape 3 : Maintenir et respirer

En position étendue, faites une pause pendant un cycle de respiration. Remarquez l'activation douce le long du dessus de la cuisse. Maintenez le torse droit et les épaules relâchées.

Étape 4 : Revenir à l'expiration

En expirant, abaissez lentement le pied vers le sol et faites-le glisser vers la position de départ. Laissez l'expiration guider le retour.

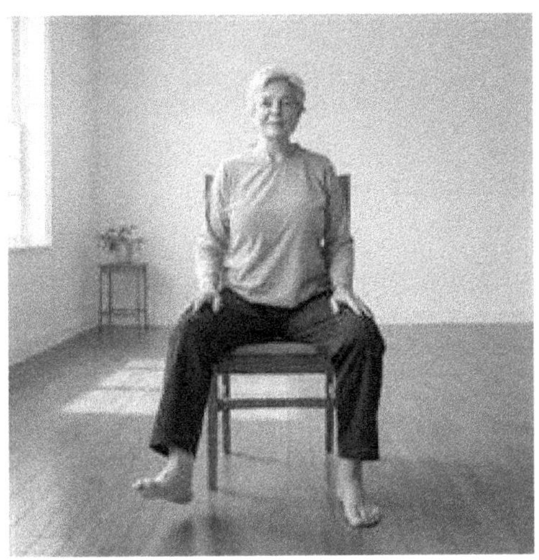

Répétitions : Trois à cinq cycles complets en alternant les côtés par séance.

Adaptation : Pour une raideur significative du genou, limitez l'extension à un très petit glissement vers l'avant. Même quelques centimètres maintient le bénéfice de l'activation neuromusculaire.

3.3.3 Exercice 3 : Extensions latérales douces

Objectif : Étirer les muscles latéraux du torse, améliorer la mobilité de la colonne thoracique, ouvrir les muscles intercostaux pour une respiration plus profonde, et cultiver un mouvement d'extension fluide.

Position de départ : Asseyez-vous droit, pieds à plat sur le sol séparés de la largeur des hanches, mains reposant légèrement sur les cuisses.

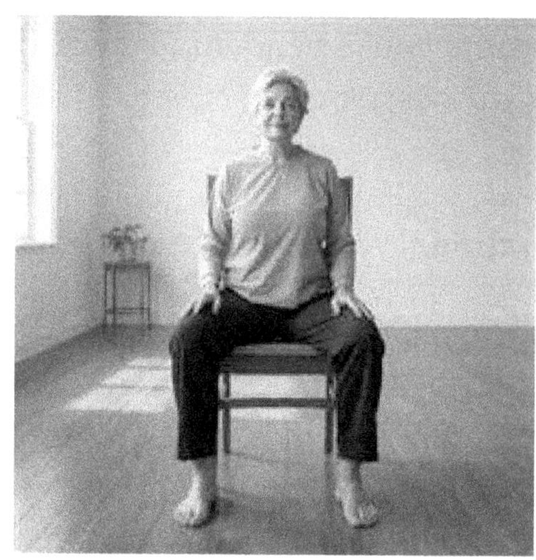

Étape 1 : Ancrage et allongement

Appuyez les deux pieds doucement dans le sol. Faites une respiration lente. À l'expiration, sentez le sommet du crâne s'élever légèrement.

Étape 2 : Faire flotter le bras droit à l'inspiration

En inspirant, balayez le bras droit vers le haut et vers l'extérieur dans un arc large depuis la cuisse, le long du côté du corps, vers le haut en direction du plafond. La main gauche reste sur la cuisse gauche pour la stabilité.

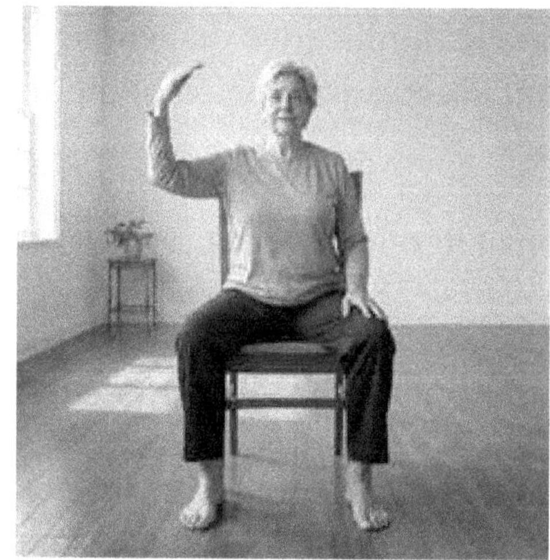

Étape 3 : Étendre et permettre l'inclinaison

Au sommet de l'inspiration avec le bras droit étendu vers le haut, laissez le corps s'incliner doucement vers la gauche en réponse à l'extension. Sentez la longue ligne d'étirement depuis la hanche droite à travers la taille, à travers les côtes, à travers le bras, et jusqu'au bout des doigts.

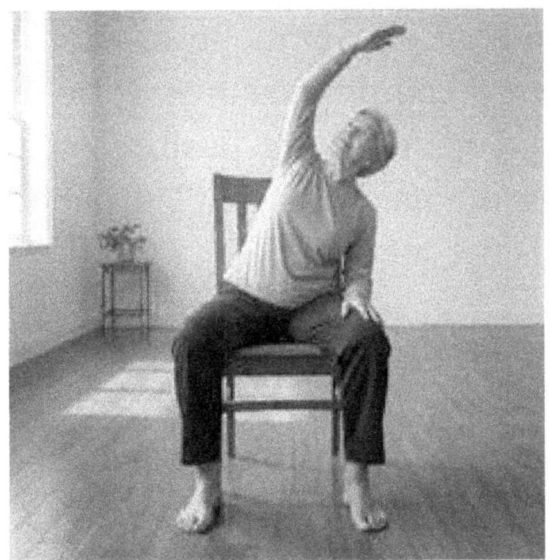

Étape 4 : Revenir et fluer

En expirant, balayez le bras droit vers le bas à travers son arc vers le giron. À mesure qu'il approche, laissez le bras gauche commencer sa montée vers le haut sans pause, créant un flux alternatif continu.

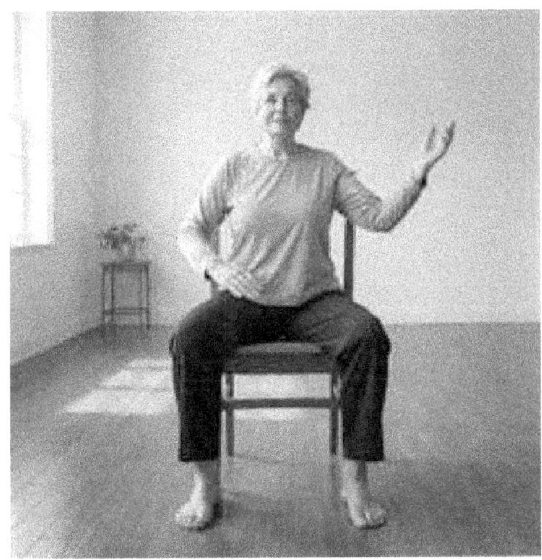

Répétitions : Trois à quatre cycles complets en alternant les côtés par séance.

Adaptation : Si atteindre au-dessus de la tête cause de l'inconfort à l'épaule, limitez le balayage du bras à une diagonale vers l'avant plutôt qu'une extension complète au-dessus de la tête, en maintenant le bénéfice de l'étirement latéral tout en réduisant la demande sur l'épaule.

Réunir les trois fondements

Ces trois éléments, la respiration, la posture et le mouvement de base, ne sont pas trois choses séparées. Ce sont une pratique exprimée à travers trois prismes. Lorsque votre respiration est coordonnée avec votre mouvement, votre posture s'améliore naturellement. Lorsque votre posture est alignée, votre respiration s'approfondit. Lorsque vos mouvements sont lents et intentionnels, la respiration et la posture se régulent d'elles-mêmes.

Dans vos premières séances de pratique, portez attention à chaque élément séparément. Au cours de la première semaine, vous commencerez à remarquer des moments où ils se réunissent naturellement, où la respiration guide un mouvement sans votre gestion délibérée, où un bras traverse son arc avec une qualité d'aisance qui vous surprend.

Ces moments sont ce pour quoi ce chapitre vous a préparé.

Chapitre 4: Les mouvements courants du Tai Chi en chaise

À ce stade, vous avez passé du temps avec les trois piliers du Tai Chi en chaise : la respiration, la posture et les mouvements introductifs qui vous ont donné une impression vécue de leur fonctionnement ensemble. Le Chapitre 3 a ouvert la porte. Ce chapitre vous y fait entrer.

Les mouvements ici constituent le vocabulaire central de votre programme de quatre semaines. Chaque mouvement a son propre objectif, son propre bénéfice physique, et sa propre relation avec la respiration et l'alignement. Ensemble, ils forment les séquences que vous pratiquerez quotidiennement au cours des semaines à venir.

Une note importante : les Balancements des bras et les Extensions latérales introduits au Chapitre 3 ont posé les bases des Sections 4.1 et 4.2. Ces sections s'appuient maintenant sur cette base avec des raffinements et plus de détails de mouvement plutôt que de répéter les notions de base depuis le début.

4.1 Balancements des bras en position assise

Construire sur la base

Au Chapitre 3, vous avez pratiqué le flottement des bras vers l'avant et vers le haut comme exercice de coordination respiratoire. Le Balancement des bras en position assise développe cela en un mouvement plus complet et plus dynamique qui ajoute une qualité de pendule doux, une variation directionnelle, et un engagement conscient de la ceinture scapulaire.

L'articulation de l'épaule a la plus grande amplitude de mouvement de toute articulation du corps. Chez les personnes âgées sédentaires, les muscles et le tissu conjonctif entourant l'épaule se raidissent et raccourcissent souvent en raison de postures prolongées orientées vers l'avant. Le mouvement régulier en arc complet est l'un des moyens les plus efficaces de contrecarrer cette restriction progressive.

Une élève dans l'une de mes classes en résidence médicalisée n'avait pas pu atteindre l'arrière de sa propre tête sans douleur depuis presque trois ans en raison de la raideur de l'épaule. Après quatre semaines de Balancements des bras quotidiens, elle a rapporté pouvoir se coiffer sans inconfort pour la première fois depuis le début de la soixante-dizaine. Son kinésithérapeute a confirmé des améliorations mesurables de la rotation externe de l'épaule à son prochain rendez-vous.

Position de départ : Asseyez-vous droit, pieds à plat sur le sol séparés de la largeur des hanches. Les mains reposent lâchement dans le giron, paumes orientées vers les cuisses. Épaules abaissées et relâchées.

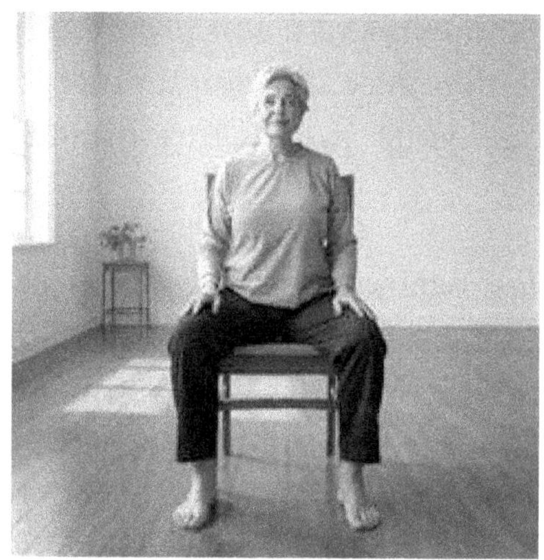

Étape 1 : S'installer et se connecter

Faites un cycle complet de respiration avant de commencer. À l'expiration, laissez les épaules descendre complètement. Sentez le léger poids des mains relâchées dans le giron.

Étape 2 : Balancement vers l'avant à l'inspiration

En inspirant, laissez les deux bras se balancer doucement vers l'avant et vers le haut, coudes souples. Permettez un très léger élan naturel plutôt qu'une élévation délibérée. Montez à la hauteur des épaules ou à ce qui est confortable. Les paumes sont tournées vers le bas lorsque les bras montent.

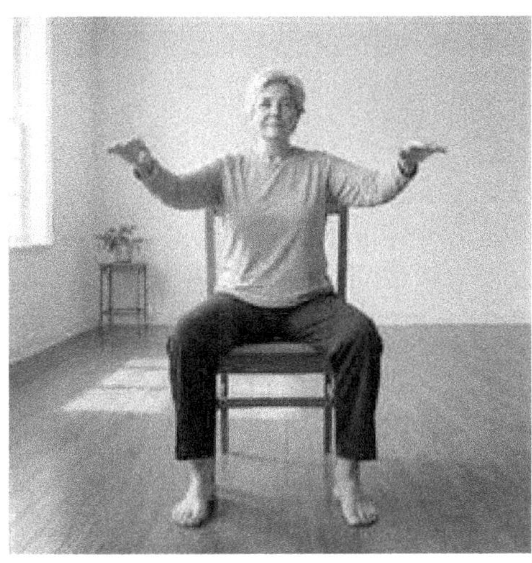

Étape 3 : Arc vers l'extérieur au sommet

À la hauteur des épaules, sans pause, laissez les bras décrire un arc doucement vers l'extérieur, s'ouvrant légèrement l'un de l'autre, de sorte que lorsqu'ils commencent à descendre ils soient légèrement plus écartés que la largeur des épaules.

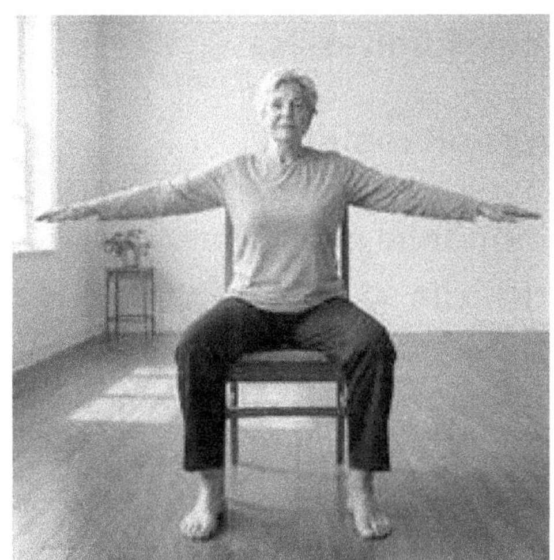

Étape 4 : Balancement de retour à l'expiration

En expirant, laissez les bras se balancer vers le bas et légèrement vers l'intérieur, revenant naturellement dans le giron guidés par l'expiration et la gravité. Laissez les mains atterrir doucement sans aucun arrêt brusque.

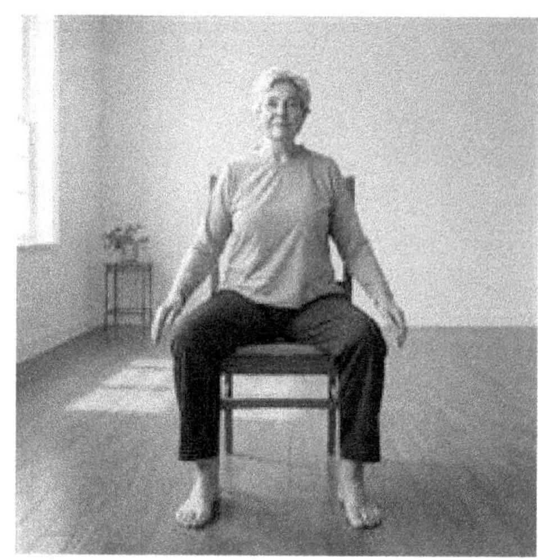

Répétitions : Six à huit cycles complets par séance.

Adaptation : Ceux souffrant d'un conflit de l'épaule ou d'une amplitude de mouvement limitée doivent garder l'arc plus petit, ne montant qu'à la hauteur de la poitrine et omettant l'arc vers l'extérieur au sommet jusqu'à ce que l'amplitude de mouvement s'améliore.

4.2 Extensions latérales en position assise

De l'introduction à l'expression complète

L'Extension latérale a été introduite pour la première fois au Chapitre 3 comme un étirement à un seul bras. Ici, elle se développe en une expression bilatérale plus complète qui alterne les côtés dans une séquence fluide et ajoute une plus grande attention à la rotation vertébrale qui accompagne naturellement l'extension latérale.

La colonne thoracique tend à devenir progressivement rigide chez les personnes âgées sédentaires, limitant la profondeur de la respiration, contribuant à une posture voûtée du haut du dos, et limitant la qualité de tous les mouvements du haut du corps. L'Extension latérale en position assise maintient et restaure directement et accessiblement la mobilité thoracique.

Position de départ : Asseyez-vous droit, pieds à plat sur le sol séparés de la largeur des hanches. Les deux mains reposent légèrement sur les cuisses. Colonne allongée. Épaules abaissées.

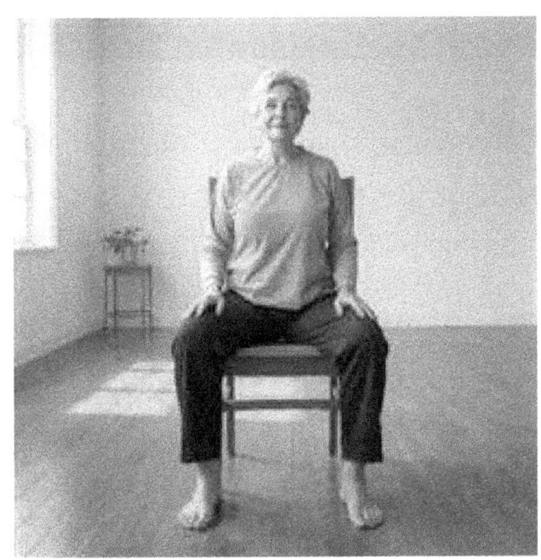

Étape 1 : Ancrage et allongement

Appuyez les deux pieds fermement dans le sol. Faites une respiration lente. À l'expiration, sentez le sommet du crâne s'élever légèrement à mesure que la colonne s'allonge doucement vers le haut.

Étape 2 : Faire flotter le bras droit à l'inspiration

En inspirant, balayez le bras droit vers le haut et vers l'extérieur dans un arc large et généreux depuis la cuisse, le long du côté du corps et vers le haut en direction du plafond. La main gauche reste sur la cuisse gauche. À mesure que le bras droit monte, laissez le côté droit du torse s'allonger naturellement.

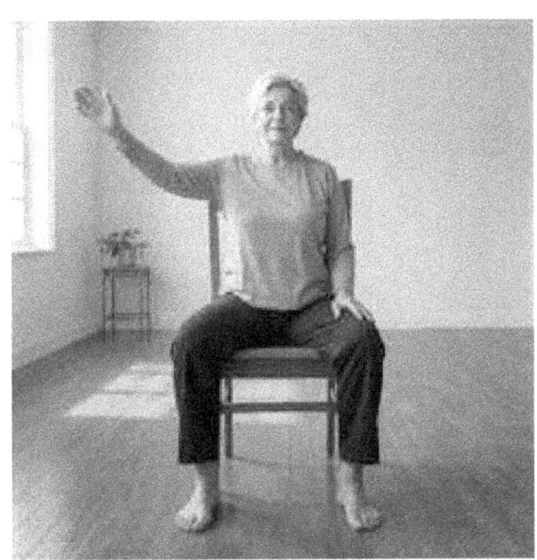

Étape 3 : Étendre et permettre l'inclinaison

Au sommet de l'inspiration avec le bras droit étendu vers le haut, laissez le corps s'incliner doucement vers la gauche en réponse à l'extension. L'ischion gauche appuie plus fermement sur l'assise. Sentez la longue ligne d'étirement depuis la hanche droite à travers la taille, à travers les côtes, à travers le bras, et jusqu'au bout des doigts.

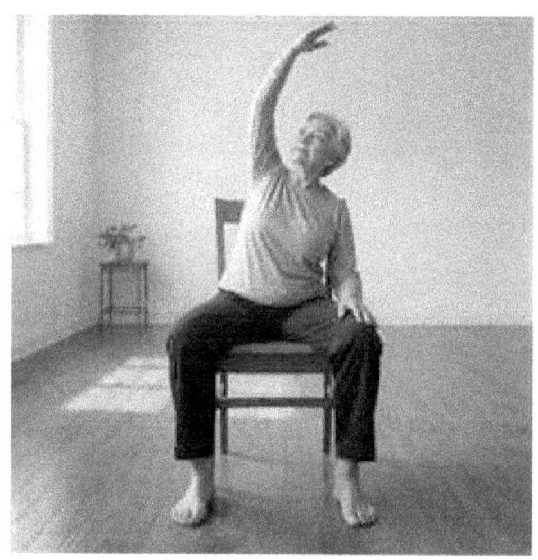

Étape 4 : Revenir et fluer vers la gauche

En expirant, balayez le bras droit vers le bas à travers son arc vers le giron. À mesure qu'il approche, laissez le bras gauche commencer sa montée vers le haut sans pause, créant un rythme fluide et alternatif comme le doux rythme d'une vague lente.

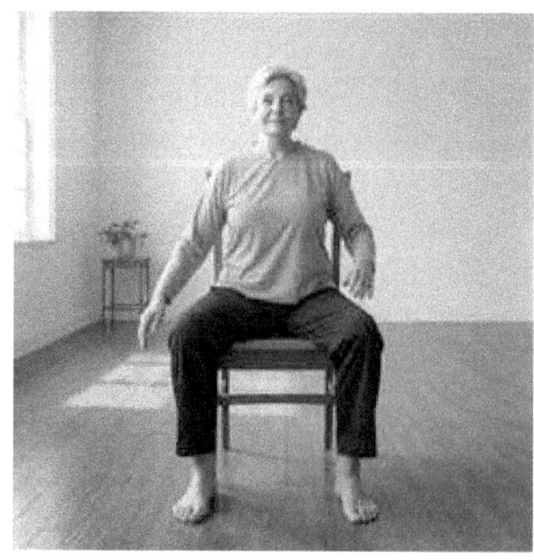

Répétitions : Quatre à six cycles complets en alternant les côtés par séance.

Adaptation : Ceux ayant des limitations à l'épaule peuvent effectuer l'extension avec le coude fléchi, en balayant la main jusqu'au niveau de l'oreille plutôt qu'en pleine extension au-dessus de la tête.

4.3 Élévations du genou en position assise

Un nouveau mouvement : activation du bas du corps

Alors que les Balancements des bras et les Extensions latérales travaillent principalement à travers la partie supérieure du corps et le torse, l'Élévation du genou en position assise introduit une activation délibérée du bas du corps. Elle s'appuie sur l'Extension de jambe du Chapitre 3 en changeant l'action principale de l'extension de la jambe vers l'extérieur au levé du genou vers le haut, ce qui sollicite un ensemble différent de muscles et produit des bénéfices complémentaires.

Les fléchisseurs de la hanche et les quadriceps sollicités ici sont les muscles les plus directement responsables des pas, de la montée des escaliers et du lever d'une chaise, ce qui en fait l'un des groupes musculaires les plus fonctionnellement importants pour l'autonomie quotidienne chez les personnes âgées.

Position de départ : Asseyez-vous droit, légèrement vers l'avant sur l'assise. Les mains reposent légèrement sur les accoudoirs ou les cuisses. Pieds à plat sur le sol séparés de la largeur des hanches.

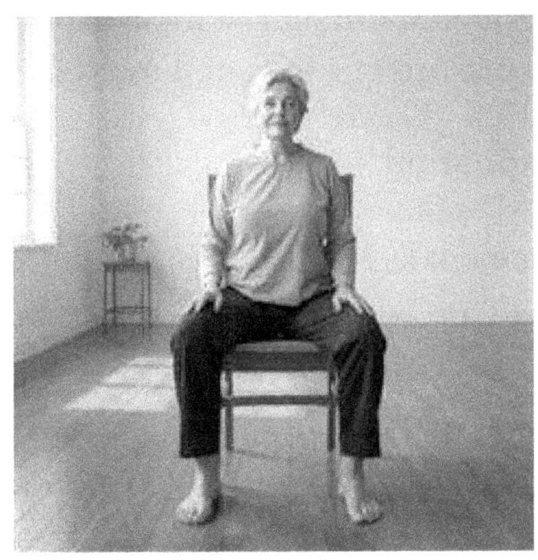

Étape 1 : Ancrage et stabilisation

Enfoncez les deux pieds dans le sol. Faites un cycle de respiration lent. À l'expiration, engagez très doucement les abdominaux inférieurs, en tirant le nombril légèrement vers l'intérieur sans retenir la respiration.

Étape 2 : Lever le genou droit à l'inspiration

En inspirant, levez lentement le pied droit du sol en soulevant le genou droit vers le haut. Le pied suit naturellement le genou. Visez à lever le genou à une hauteur confortable. Le pied gauche reste fermement ancré au sol.

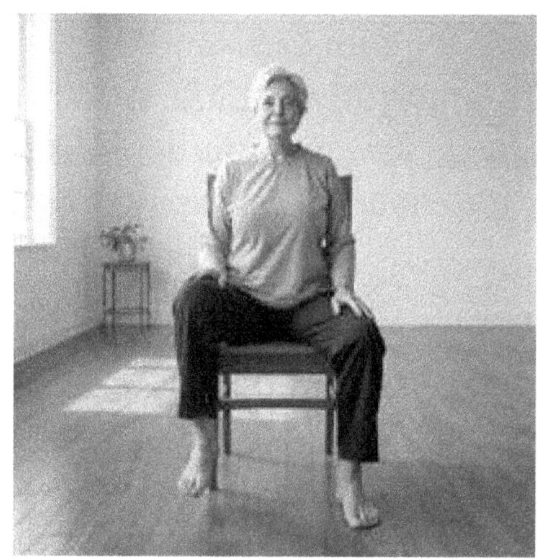

Étape 3 : Maintenir au sommet

Au sommet de l'inspiration, maintenez le genou à sa hauteur levée pendant une pause naturelle de respiration. Maintenez le torse droit. Résistez à la tendance de se pencher vers l'arrière à mesure que le genou monte.

Étape 4 : Descendre à l'expiration

En expirant, abaissez lentement le pied droit vers le sol, en le posant avec contrôle plutôt que de le laisser tomber. Sentez le pied entrer en contact délibéré et ancré avec le sol avant de porter l'attention sur le côté gauche.

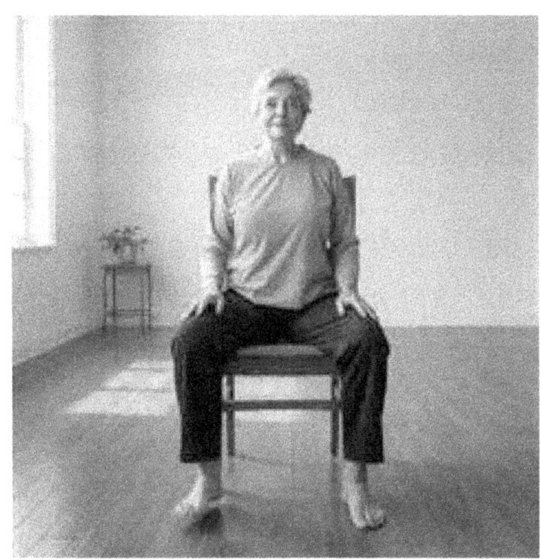

Répétitions : Quatre à six cycles complets en alternant les côtés par séance.

Variation : Après avoir levé le genou, ajoutez une douce extension de jambe depuis le genou, en redressant légèrement la jambe inférieure avant de ramener le pied au sol.

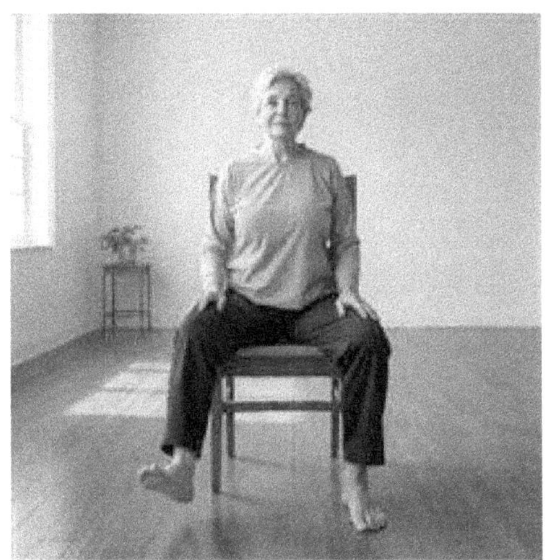

Adaptation : Pour les prothèses de hanche ou l'arthrose de hanche significative, levez simplement le talon du sol avec une élévation minimale du genou.

4.4 Poussée de Tai Chi

Le langage du Tai Chi en mouvement

Le mouvement de Poussée s'inspire directement de l'un des gestes fondamentaux de la forme traditionnelle du Tai Chi, connu en chinois sous le nom d'*An*, signifiant presser ou pousser vers l'avant. Dans le Tai Chi en chaise, il est adapté comme une poussée bilatérale vers l'avant et légèrement vers le bas depuis la poitrine, exécutée avec le plein poids de la respiration lente et de l'intention délibérée.

Contrairement aux mouvements de balancement des bras qui reposent sur l'élan du pendule, la Poussée est entièrement pilotée de l'intérieur. Elle nécessite la pleine coopération de la respiration, de la posture et de l'attention. Les muscles sollicités sont les mêmes que ceux utilisés pour pousser une porte lourde, se stabiliser contre une surface, et toute activité nécessitant une force contrôlée vers l'avant.

Position de départ : Asseyez-vous droit, pieds à plat sur le sol. Amenez les deux mains à la hauteur de la poitrine, paumes tournées vers l'avant et légèrement vers le bas, doigts pointant vers le haut. Coudes fléchis et positionnés devant la cage thoracique juste en dessous du niveau des épaules.

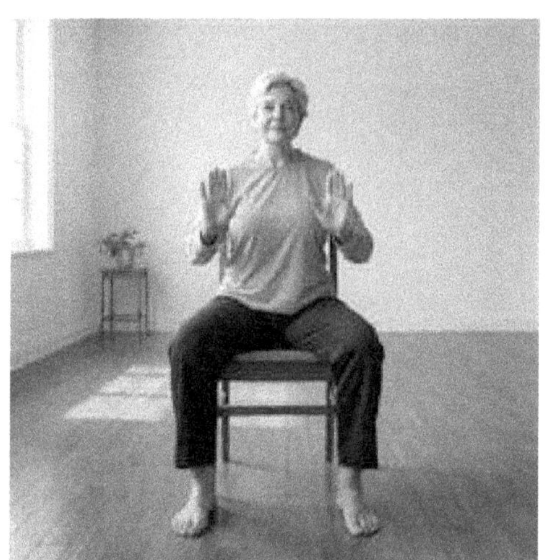

Étape 1 : Rassembler et s'ancrer

Sentez le poids des mains à la hauteur de la poitrine. Enfoncez les pieds fermement. Faites une respiration lente pour vous installer et trouver la posture. Remarquez l'engagement doux des muscles de l'épaule maintenant les mains à la hauteur de la poitrine sans tension.

Étape 2 : Commencer la poussée à l'expiration

En commençant une longue et lente expiration, pressez les deux paumes vers l'avant et très légèrement vers le bas, comme si vous appuyiez contre une surface résistante mais qui cède à la hauteur de la poitrine. Les bras s'étendent lentement et régulièrement à mesure que l'expiration progresse.

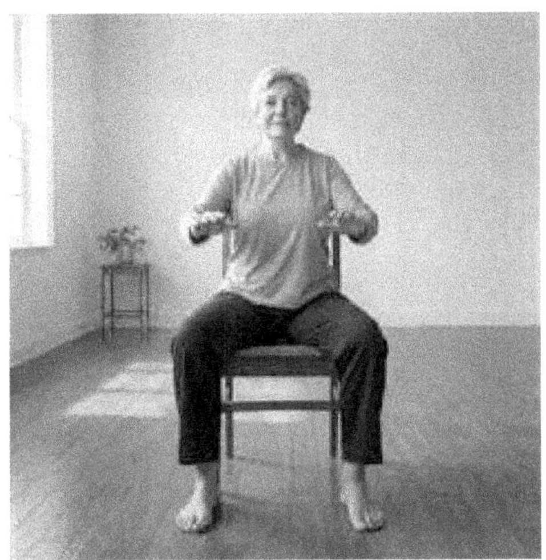

Étape 3 : Extension complète à la fin de l'expiration

Lorsque l'expiration est complète, les bras sont étendus vers l'avant avec les coudes restant doucement fléchis, paumes vers l'avant, doigts pointant vers le haut. Ne verrouillez pas les coudes. Faites une brève pause à l'extension complète.

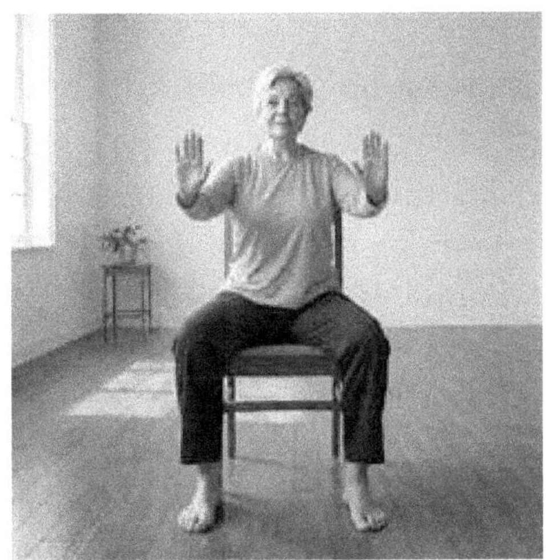

Étape 4 : Retour à l'inspiration

En inspirant, ramenez les deux mains lentement vers la poitrine, en fléchissant les coudes et en revenant par le chemin de la poussée. Les poignets guident le retour, se tirant vers l'intérieur comme si l'on rassemblait quelque chose vers le centre de la poitrine.

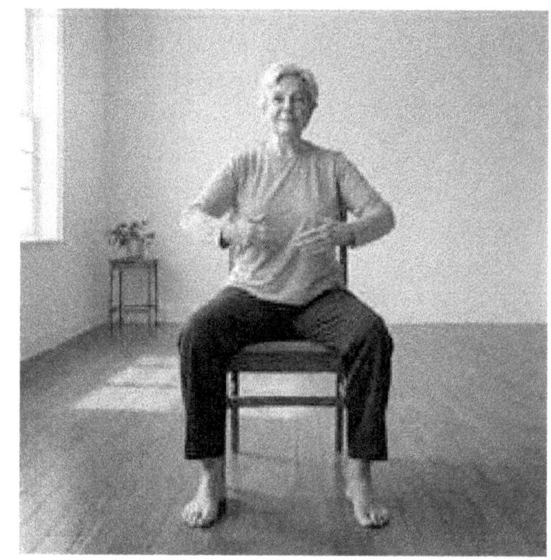

Répétitions : Quatre à six cycles complets de poussée et retour par séance.

Adaptation : Ceux ayant des limitations à l'épaule peuvent effectuer une poussée plus petite, en n'étendant les bras que partiellement vers l'avant tout en maintenant la même coordination respiratoire et la même qualité intentionnelle.

4.5 Marche de Tai Chi en chaise

Marcher sans se lever

La Marche de Tai Chi en chaise simule la coordination alternée des jambes et des bras lors de la marche, effectuée entièrement depuis la chaise. Elle sollicite les fléchisseurs de la hanche, les quadriceps et les stabilisateurs du tronc tout en entraînant la coordination neurale croisée fondamentale à une démarche fluide et confiante dans la vie quotidienne.

Pour de nombreux seniors, la connexion entre le bras droit et la jambe gauche, et entre le bras gauche et la jambe droite, est devenue moins synchronisée au fil des années d'activité réduite. La Marche de Tai Chi en chaise entraîne directement ces voies dans un environnement sécurisé en position assise où les bénéfices se transfèrent ensuite à la marche réelle.

Position de départ : Asseyez-vous droit avec les pieds à plat sur le sol séparés de la largeur des hanches. Les bras pendent lâchement sur les côtés, mains à la hauteur des hanches. Colonne allongée, épaules abaissées.

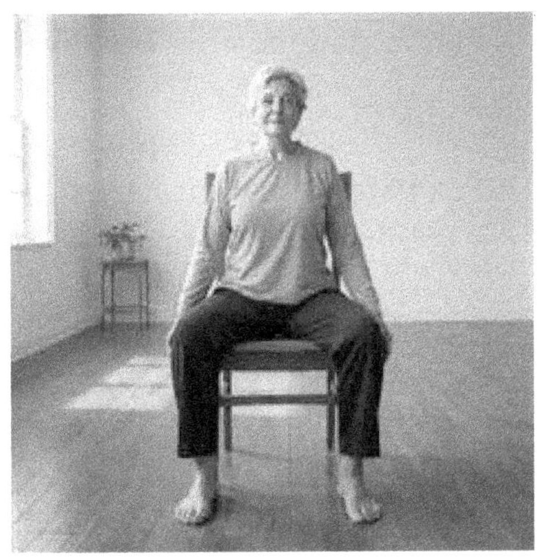

Étape 1 : Trouver le rythme de la respiration

Avant de commencer tout mouvement des membres, respirez pendant deux cycles complets et sentez le rythme naturel de la respiration. La Marche de Tai Chi en chaise utilise un cycle respiratoire plus long, inspirant sur deux pas et expirant sur deux pas, de sorte que la respiration semble sans hâte même lorsque les mouvements des jambes et des bras s'alternent en continu.

Étape 2 : Lever le genou droit et balancer le bras gauche

Au premier temps de l'inspiration, levez le genou droit vers le haut tout en laissant simultanément le bras gauche se balancer vers l'avant depuis la hanche, comme si vous faisiez un pas naturel en marchant. Le bras droit se déplace légèrement vers l'arrière, reflétant la coordination bras opposé, jambe opposée de la vraie marche.

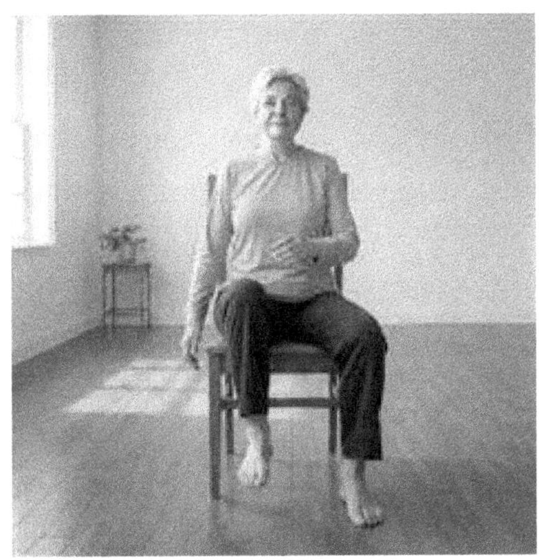

Étape 3 : Transition vers le genou gauche et le bras droit

Au deuxième temps de l'inspiration, abaissez le pied droit vers le sol tout en levant le genou gauche vers le haut, en balançant simultanément le bras droit vers l'avant tandis que le bras gauche se déplace légèrement vers l'arrière. La transition est fluide et continue, sans pause entre les côtés.

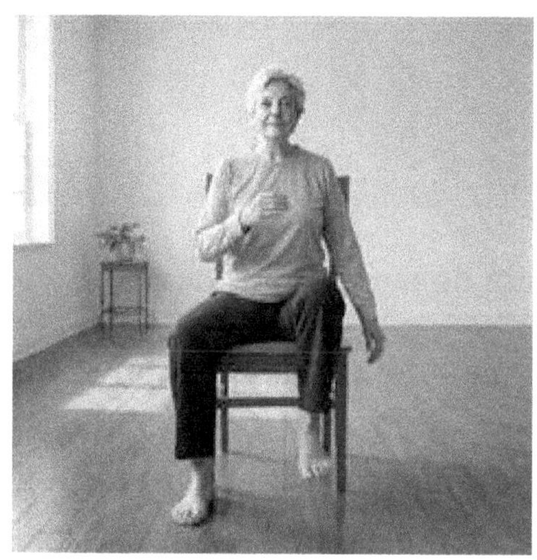

Étape 4 : Continuer à travers l'expiration

À l'expiration, continuez le schéma alternatif pendant deux temps supplémentaires, droit et gauche. Laissez le rythme trouver son propre tempo naturel, un qui correspond à votre respiration sans nécessiter de comptage. Les bras et les jambes devraient commencer à se sentir comme un tout coordonné.

Répétitions : Six à huit cycles complets de respiration, approximativement huit à douze pas alternés par côté, par séance.

Adaptation : Ceux souffrant d'une tension significative des fléchisseurs de la hanche peuvent simplement lever le talon du sol tout en pressant les orteils vers le bas, combiné avec le balancement du bras. L'entraînement de coordination croisée est préservé même à cette amplitude minimale.

Réunir les mouvements

Les cinq mouvements de ce chapitre vous donnent maintenant une séance de pratique complète et équilibrée lorsqu'ils sont combinés avec les fondements de respiration et de posture du Chapitre 3. Les Balancements des bras échauffent la ceinture scapulaire. Les Extensions latérales ouvrent la colonne thoracique et le corps latéral. Les Élévations du genou activent les fléchisseurs de la hanche et le bas du corps. La Poussée construit une force coordonnée de la partie supérieure du corps et une force intentionnelle. La Marche de Tai Chi en chaise synthétise tout dans le schéma de mouvement le plus fonctionnellement pertinent de la vie quotidienne.

Pratiqués dans cet ordre, chaque mouvement prépare le corps au suivant. Apprenez-les bien maintenant. Le temps que vous investissez ici portera ses fruits à chaque séance qui suivra.

Chapitre 5: Semaine 1 – Introduction douce aux mouvements

Bienvenue dans votre première semaine de pratique. C'est ici que tout ce que vous avez lu devient quelque chose que vous ressentez réellement.

Votre seule tâche cette semaine est de vous présenter. Ne vous souciez pas de faire les mouvements parfaitement ni de ressentir une « sensation de travail ». Habituez-vous simplement à vous asseoir dans la chaise, à prendre une respiration et à bouger votre corps avec intention. Si vous vous sentez un peu maladroit au début, c'est que vous faites bien les choses.

Chaque séance quotidienne de cette semaine suit la même structure simple : un échauffement pour préparer les articulations, une vérification de la respiration et de la posture pour ancrer votre attention, et les mouvements introductifs qui forment la base de votre pratique. Gardez la même chaise, le même espace et la même heure de la journée dans la mesure du possible. Présentez-vous. Bougez doucement. Respirez. C'est toute la mission de la Semaine 1.

5.1 Échauffement : étirements doux

Pourquoi l'échauffement est important

Les articulations froides et les muscles tendus ne bougent pas bien, et leur demander de traverser des séquences de Tai Chi sans préparation est la cause la plus courante des petits inconforts qui découragent les débutants de continuer. L'échauffement n'est pas optionnel. C'est le premier mouvement de votre pratique.

Les trois exercices d'échauffement ci-dessous prennent environ deux à trois minutes et préparent systématiquement les articulations les plus impliquées dans le Tai Chi en chaise : le cou, les épaules et les poignets.

5.1.1 Exercice d'échauffement 1 : Rotations du cou

Objectif : Libérer la tension habituelle dans la colonne cervicale et les muscles du cou environnants, améliorant l'amplitude du mouvement cervical et réduisant la raideur que beaucoup de personnes portent à cause de leurs positions de sommeil ou d'un temps prolongé devant un écran.

Position de départ : Asseyez-vous droit, pieds à plat, mains dans le giron. Colonne allongée, épaules abaissées.

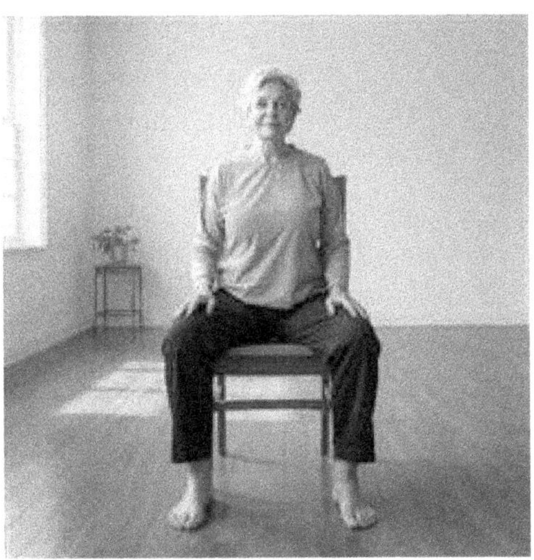

Étape 1 : Faites une respiration complète. À l'expiration, laissez le menton tomber doucement vers la poitrine et sentez l'étirement à l'arrière du cou.

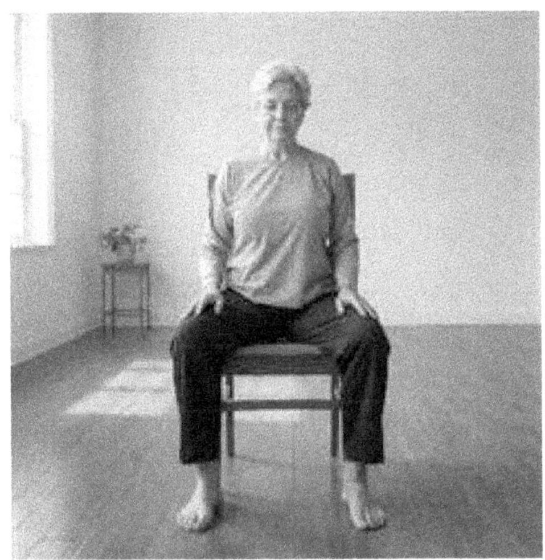

Étape 2 : En inspirant, roulez lentement la tête vers la droite, en amenant l'oreille droite vers l'épaule droite. Maintenez l'épaule basse, c'est l'oreille qui va à l'épaule, pas l'épaule qui va à l'oreille.

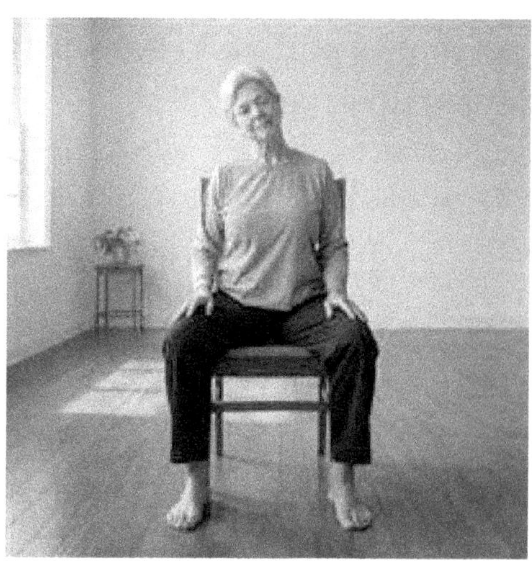

Étape 3 : Faites une pause naturelle de respiration du côté droit, puis expirez en roulant lentement le menton vers le bas, vers la poitrine, à travers l'arc frontal.

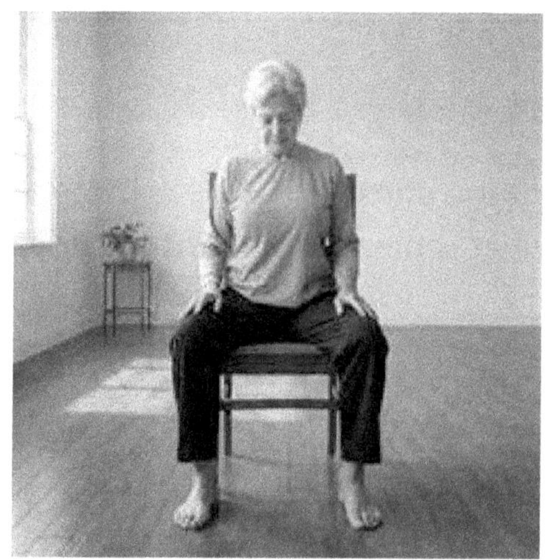

Étape 4 : En inspirant, continuez à rouler vers la gauche, l'oreille gauche se déplaçant vers l'épaule gauche. Faites une pause, respirez, puis expirez et ramenez le menton au centre et levez lentement la tête en position neutre.

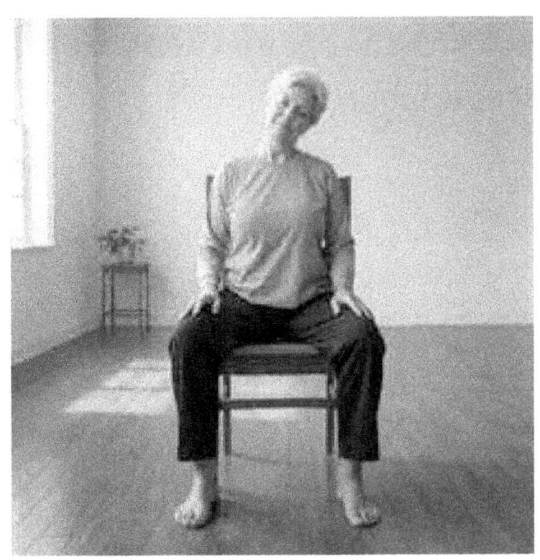

Répétitions : Deux rotations lentes complètes dans chaque direction.

Note importante : Ne roulez pas la tête vers l'arrière pour compléter un cercle complet. Maintenez tous les mouvements du cou dans le demi-arc frontal uniquement.

5.1.2 Exercice d'échauffement 2 : Rotations des épaules

Objectif : Échauffer l'articulation de l'épaule, libérer la tension du trapèze supérieur et activer la circulation à travers la ceinture scapulaire avant les mouvements des bras de la pratique principale.

Position de départ : Asseyez-vous droit, pieds à plat, mains reposant lâchement dans le giron. Épaules abaissées.

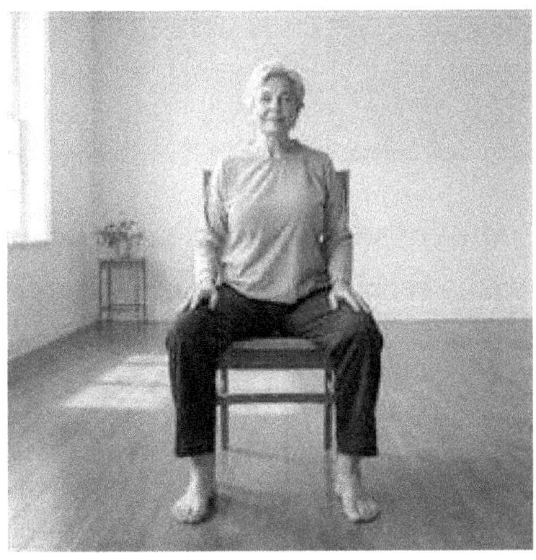

Étape 1 : Inspirez et tirez les deux épaules lentement vers les oreilles dans un haussement d'épaules lent et délibéré.

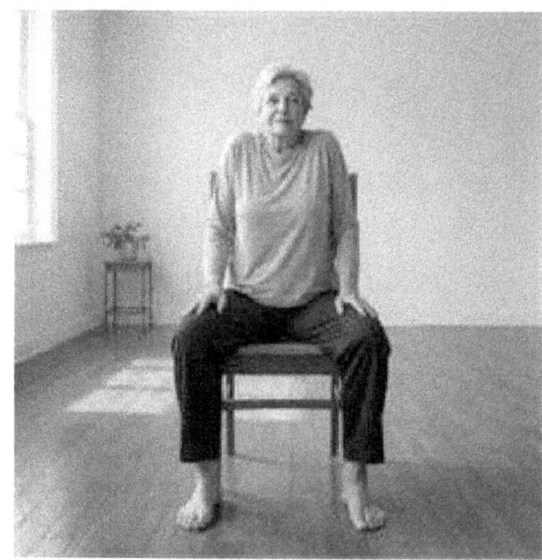

Étape 2 : Au sommet de l'inspiration, roulez les deux épaules vers l'arrière, en serrant doucement les omoplates l'une vers l'autre. Puis expirez pendant que les épaules roulent vers le bas, se relâchant complètement loin des oreilles.

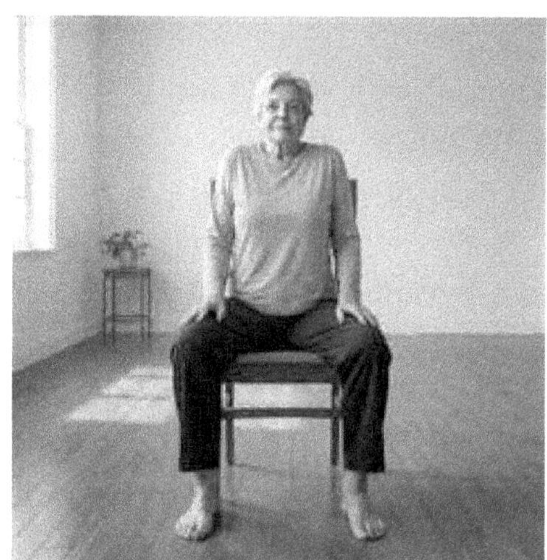

Étape 3 : Continuez le roulement vers l'avant dans un cercle fluide, revenant à la position de départ. Après trois cercles vers l'avant, inversez la direction pour trois cercles.

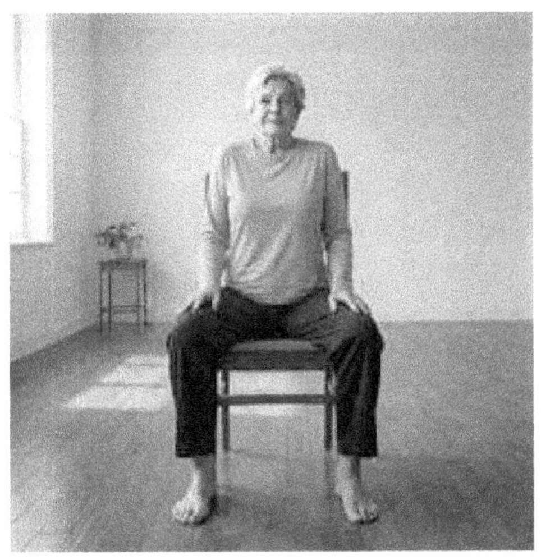
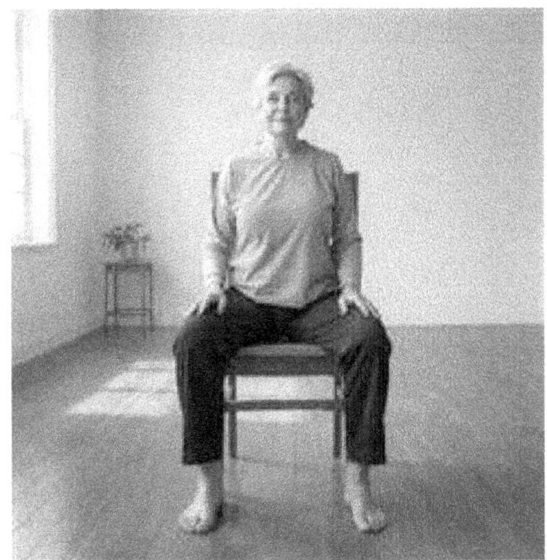

Répétitions : Trois cercles vers l'avant, trois cercles vers l'arrière.

5.1.3 Exercice d'échauffement 3 : Flexions et cercles du poignet

Objectif : Échauffer les articulations du poignet et les tendons des doigts, améliorant la circulation et la mobilité dans les mains avant les mouvements nécessitant l'extension des bras et les gestes de poussée.

Position de départ : Asseyez-vous droit. Levez les deux avant-bras au niveau du giron, coudes légèrement fléchis sur les côtés, paumes vers le bas.

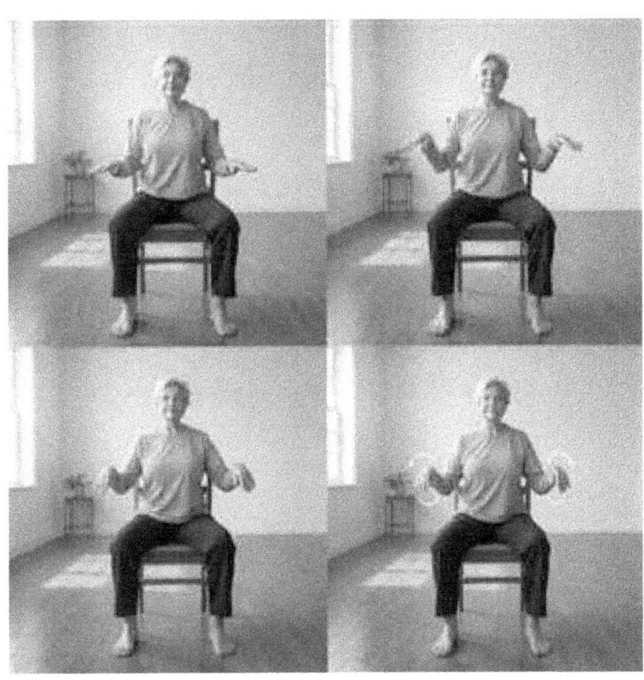

Étape 1 : Fléchissez lentement les deux poignets vers le bas, les bouts des doigts pointant vers le sol. Maintenez pendant une respiration.

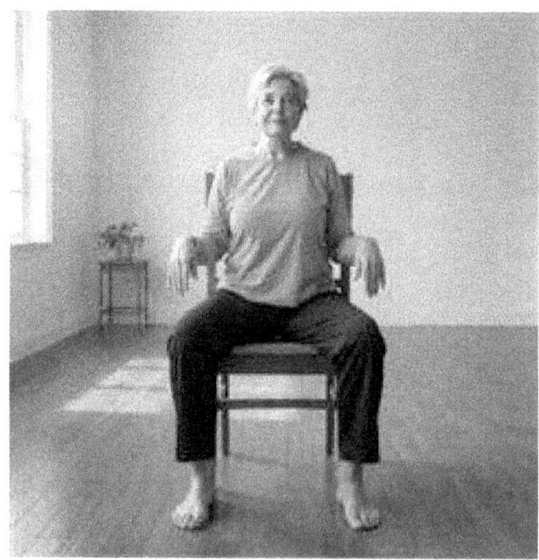

Étape 2 : Étendez lentement les deux poignets vers le haut, les bouts des doigts pointant vers le plafond. Maintenez pendant une respiration.

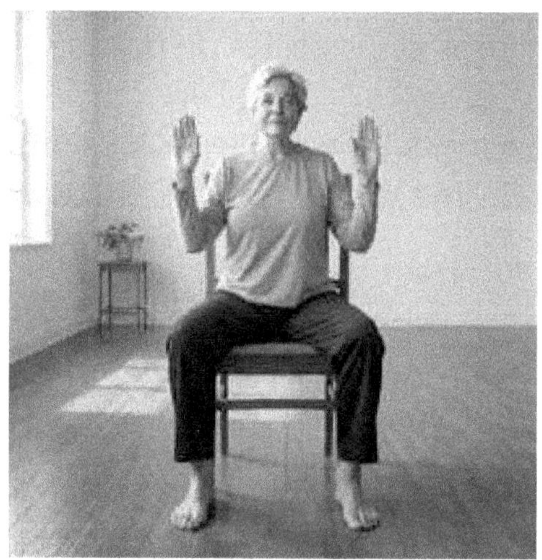

Étape 3 : Formez des poings lâches et relâchés.

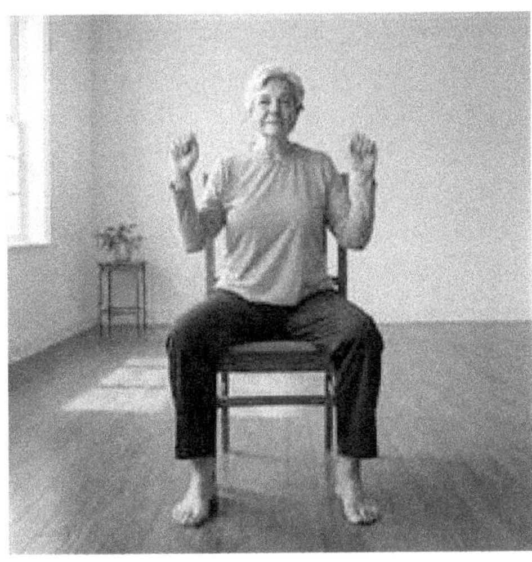

Étape 4 : Commencez des cercles lents du poignet dans une direction pour quatre cercles.

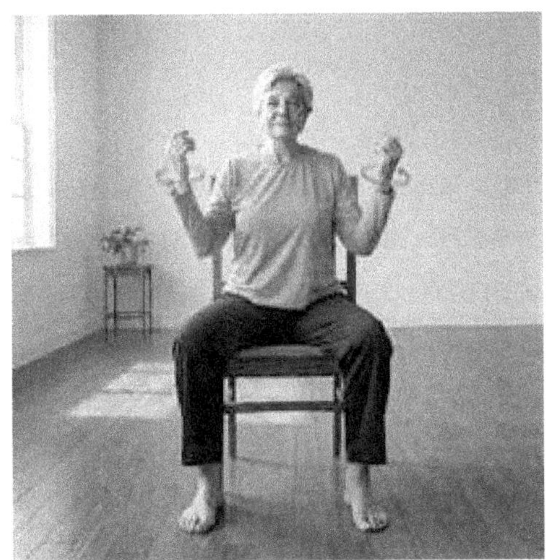

Étape 5 : Inversez la direction du poignet et faites des cercles pour quatre rotations supplémentaires.

Étape 6 : Terminez en écartant largement tous les doigts, maintenez pendant deux respirations, puis relâchez.

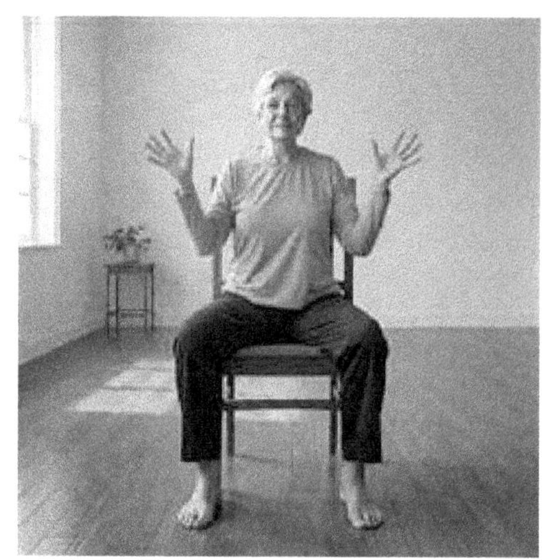

Répétitions : Une séquence complète telle que décrite.

5.2 Respiration de base et posture

Votre vérification quotidienne

Après l'échauffement, prenez soixante secondes pour une vérification délibérée de la respiration et de la posture avant de commencer l'une des séquences de mouvement décrites au Chapitre 3. Ce moment de transition est une recalibration active qui établit la qualité de tout ce qui suit.

Dans la Semaine 1, vous avez déjà lu les instructions détaillées pour la respiration diaphragmatique et l'alignement assis au Chapitre 3. Ce qui suit est la version condensée et pratique à utiliser au début de chaque séance tout au long du programme de quatre semaines.

La vérification de respiration et posture de la Semaine 1

Étape 1 : Appuyez les deux pieds fermement et uniformément dans le sol. Sentez le sol.

Étape 2 : Faites rouler le bassin légèrement vers l'avant jusqu'à ce que vous sentiez les deux ischions en contact clair et égal avec l'assise.

Étape 3 : Imaginez le fil au sommet du crâne tirant doucement vers le haut. Laissez la colonne s'allonger sans se raidir.

Étape 4 : Faites une inspiration complète, puis expirez et laissez les épaules descendre complètement loin des oreilles.

Étape 5 : Laissez les mains reposer lâchement dans le giron, les doigts non recroquevillés et souples.

Étape 6 : Faites trois respirations diaphragmatiques complètes, le ventre montant à l'inspiration et s'adoucissant à l'expiration. Faites chaque expiration légèrement plus longue que chaque inspiration.

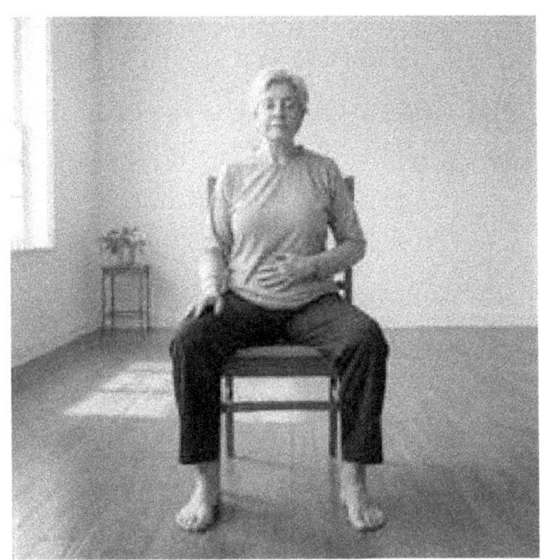

À la troisième respiration, vous devriez vous sentir mesurable ment plus apaisé qu'à votre installation.

5.3 Flexions avant en position assise

Un nouveau mouvement : flexion vertébrale

La Flexion avant en position assise introduit la flexion vers l'avant, une nouvelle direction du mouvement vertébral pas encore couverte dans le programme. Alors que le Chapitre 3 se concentrait sur l'allongement de la colonne et que les Extensions latérales exploraient le mouvement latéral, la Flexion avant en position assise déplace la colonne dans un pli vers l'avant doux et soutenu qui étire toute la chaîne postérieure, les muscles courant le long de l'arrière du corps depuis la base du crâne vers le bas à travers la région lombaire, les fessiers et les ischio-jambiers.

Cette tension de la chaîne postérieure est quasi universelle chez les personnes âgées sédentaires. Elle contribue aux douleurs lombaires, à l'arrondissement postural et à la réduction de la capacité à se pencher vers l'avant dans les activités quotidiennes. La Flexion avant en position assise y répond directement sans aucun des risques que présenterait une flexion vers l'avant au sol.

C'est un mouvement de relâchement, pas d'effort. L'objectif n'est jamais d'atteindre une profondeur particulière. L'objectif est de respirer dans l'étirement et de laisser la gravité faire le travail graduellement et doucement.

Position de départ : Asseyez-vous droit sur la moitié avant de l'assise, pieds à plat sur le sol séparés de la largeur des hanches ou légèrement plus. Les mains reposent sur les cuisses. Colonne allongée.

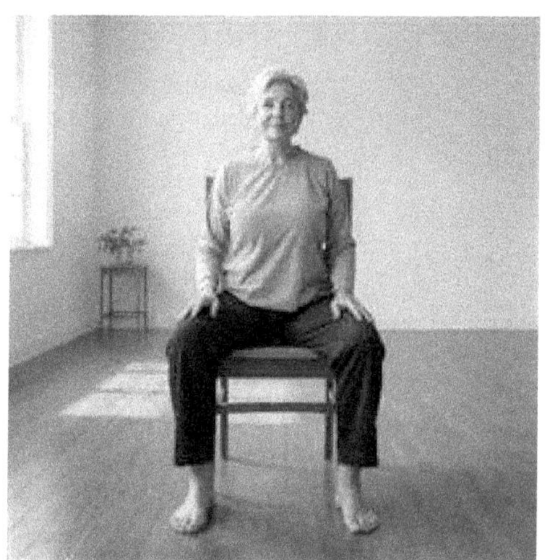

Étape 1 : Ancrage et allongement

Enfoncez les pieds. Faites une inspiration complète et sentez la colonne s'allonger vers le haut à travers le sommet du crâne.

Étape 2 : Charnière vers l'avant à l'expiration

En expirant, faites pivoter tout le torse vers l'avant depuis l'articulation de la hanche, pas depuis la taille. Guidez avec la poitrine plutôt qu'avec la tête. Laissez les mains glisser vers l'avant le long des cuisses vers les genoux à mesure que le torse descend.

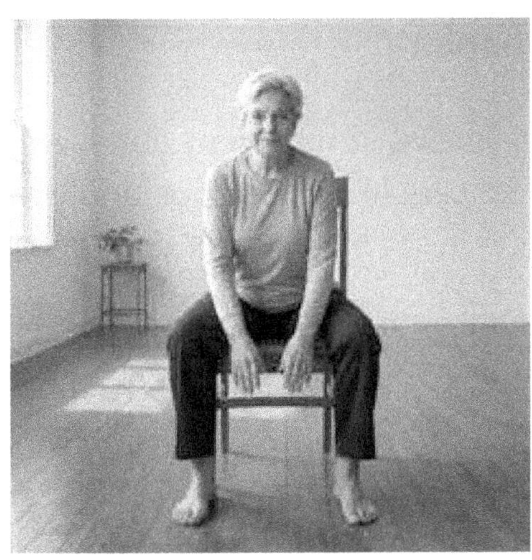

Étape 3 : Trouver votre profondeur naturelle

Descendez seulement aussi loin que c'est confortable. Pour beaucoup de personnes en Semaine 1, ce sera une inclinaison modérée vers l'avant avec les mains reposant sur les genoux. La bonne profondeur est celle à laquelle vous ressentez un étirement clair mais confortable à travers la région lombaire et les ischio-jambiers sans aucune tension ni crispation.

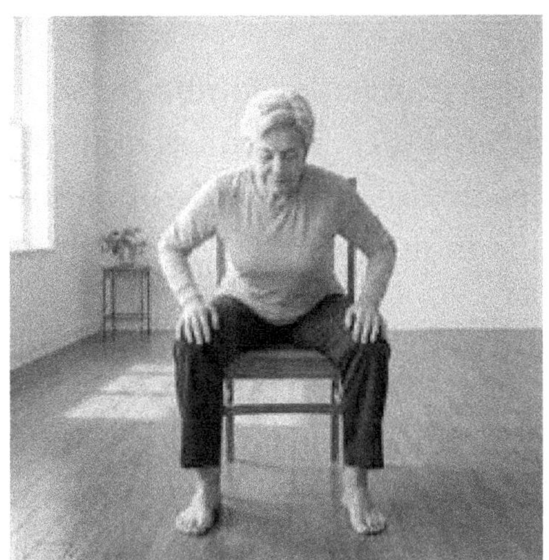

Étape 4 : Respirer dans l'étirement

Maintenez la position vers l'avant pendant deux à trois cycles de respiration. À chaque expiration, laissez le corps se relâcher un peu plus vers l'avant sans forcer. Laissez la gravité et la respiration approfondir l'étirement naturellement.

Étape 5 : Revenir à l'inspiration

En inspirant, appuyez les mains doucement sur les cuisses pour le soutien et roulez lentement la colonne vers le haut en position droite, vertèbre par vertèbre depuis la base de la colonne jusqu'au sommet du crâne. La tête arrive en position droite en dernier.

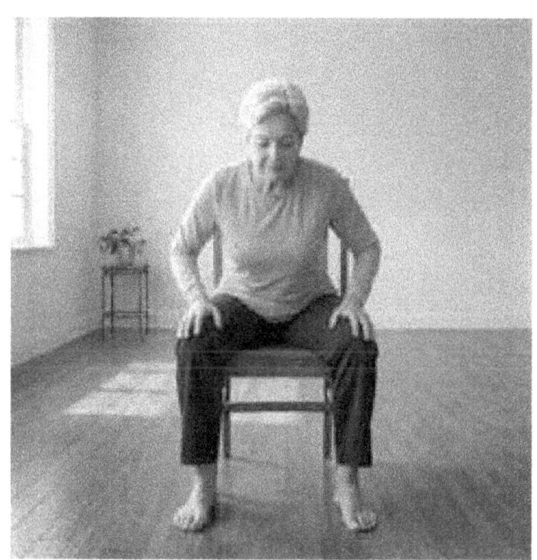

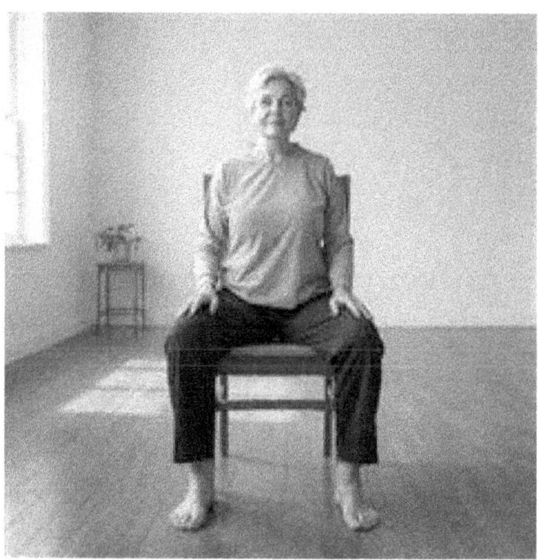

Répétitions : Deux à trois cycles complets par séance en Semaine 1.

Adaptation : Ceux ayant des problèmes lombaires significatifs ou une chirurgie vertébrale récente doivent effectuer seulement une très légère inclinaison vers l'avant de cinq à dix degrés depuis la verticale et consulter leur professionnel de santé avant d'approfondir le mouvement.

Clôturer la Semaine 1 : une note sur la régularité plutôt que l'intensité

À la fin de votre première semaine, vous aurez pratiqué les Rotations du cou, les Rotations des épaules et les Flexions et cercles du poignet comme échauffement quotidien. Vous aurez utilisé la Vérification de respiration et posture pour ancrer chaque séance. Et vous aurez introduit la Flexion avant en position assise comme premier nouveau mouvement de votre plan de quatre semaines.

Aucun de ces mouvements n'est difficile. C'est délibéré. La Semaine 1 ne consiste pas à défier votre corps. Il s'agit de construire l'habitude, les dix minutes quotidiennes, l'espace constant, la chaise fiable, la connexion respiration-mouvement qui rend possible tout ce qui viendra dans les Semaines 2 à 4. Les neurosciences sont claires sur ce point : le cerveau nécessite une répétition constante pour encoder de nouveaux schémas de mouvement. Sept jours de pratique douce et attentive font plus pour votre progression à long terme qu'une séance intensive suivie de six jours de repos.

Vous avez commencé quelque chose de réel. La Semaine 2 s'appuiera directement sur ce que votre corps a commencé à apprendre cette semaine.

Chapitre 6: Semaine 2 – Augmentation de la mobilité et de la souplesse

Vous avez réussi la Semaine 1. Cela compte davantage que vous ne le ressentez peut-être en ce moment.

La première semaine de toute nouvelle pratique est la plus difficile, non pas parce que les mouvements sont difficiles, mais parce que l'habitude n'est pas encore établie. Votre corps ne savait pas encore ce qui l'attendait chaque jour. Votre esprit n'avait pas encore appris à attendre ces dix minutes avec plaisir. Et pourtant vous vous êtes présenté, jour après jour, et vous avez bougé.

La Semaine 2 s'appuie directement sur cette base. La routine d'échauffement et la vérification de respiration et posture du Chapitre 5 restent votre ancre quotidienne. Ce qui change cette semaine, c'est l'introduction de quatre nouvelles catégories de mouvements qui amènent votre pratique plus loin dans la rotation vertébrale, l'extension du haut du corps, la mobilité du bas du corps et l'équilibre latéral. Chacune est accessible, chacune a des adaptations claires, et chacune produit des bénéfices que vous commencerez à ressentir dès les premières séances.

Le mot pour la Semaine 2 est mobilité. Non pas la souplesse au sens de forcer votre corps dans des positions qu'il ne peut pas atteindre, mais la qualité vivante et fonctionnelle d'un corps qui se déplace à travers son amplitude disponible avec aisance, sans crispation, sans hésitation et sans douleur. C'est ce que cette semaine cultive.

6.1 Torsions douces en position assise

La rotation : le mouvement qui se perd en premier

De toutes les directions dans lesquelles la colonne peut se déplacer, la rotation est celle qui se perd le plus régulièrement dans le vieillissement sédentaire. La flexion et l'extension, se pencher vers l'avant et vers l'arrière, sont utilisées dans une certaine mesure dans la vie quotidienne. Mais la rotation vertébrale complète et confortable, celle qui permet de se retourner et de regarder derrière soi, d'atteindre quelque chose de l'autre côté du corps, ou de se tourner pour parler à quelqu'un à côté de soi, tend à décliner régulièrement à partir de l'âge mûr, à moins d'être spécifiquement et régulièrement pratiquée.

Les conséquences de la perte de rotation vertébrale sont étendues. Elle contribue à la raideur du cou, parce que le cou surcompense la rotation thoracique limitée. Elle réduit l'efficacité de la stabilisation des muscles du tronc, parce que les muscles obliques qui produisent la rotation stabilisent également la colonne. Elle affecte la qualité de la marche, parce qu'une marche saine implique une contre-rotation naturelle entre le haut et le bas du corps. Et elle affecte quelque chose de plus difficile à quantifier mais de bien réel : le sentiment de liberté et d'aisance dans le corps qui vient de pouvoir se tourner et s'étendre sans limitation.

La Torsion douce en position assise restaure ce mouvement en toute sécurité, depuis un siège soutenu et ancré qui élimine tout risque de perte d'équilibre et permet à la rotation de se développer sans mouvement compensatoire dans les hanches ou la région lombaire.

Position de départ : Asseyez-vous droit sur la moitié avant de l'assise. Pieds à plat sur le sol, séparés de la largeur des hanches. Les mains reposent sur les cuisses. Colonne allongée.

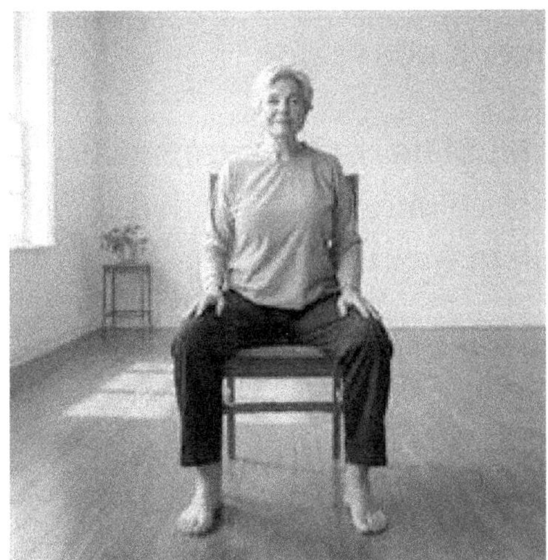

Étape 1 : Ancrage et allongement

Enfoncez les deux pieds fermement. Faites une respiration complète. À l'expiration, sentez le sommet du crâne s'élever, allongeant la colonne avant que toute rotation ne commence. Cet allongement est essentiel : faire pivoter une colonne comprimée produit moins d'amplitude et plus de risque que faire pivoter une colonne allongée.

Étape 2 : Placer les mains

Amenez la main droite à reposer sur l'extérieur du genou gauche. Amenez la main gauche à reposer sur l'arrière de l'assise de la chaise ou sur l'accoudoir gauche derrière la hanche gauche. Ces positions des mains créent le levier pour la rotation sans nécessiter de force musculaire.

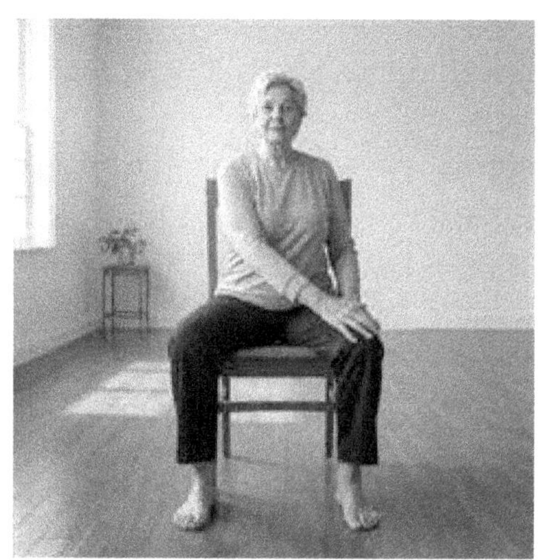

Étape 3 : Inspirer et allonger à nouveau

Faites une inspiration complète sans commencer la rotation. Utilisez cette respiration pour allonger la colonne une fois de plus, comme si vous ajoutiez un dernier centimètre de hauteur avant la torsion.

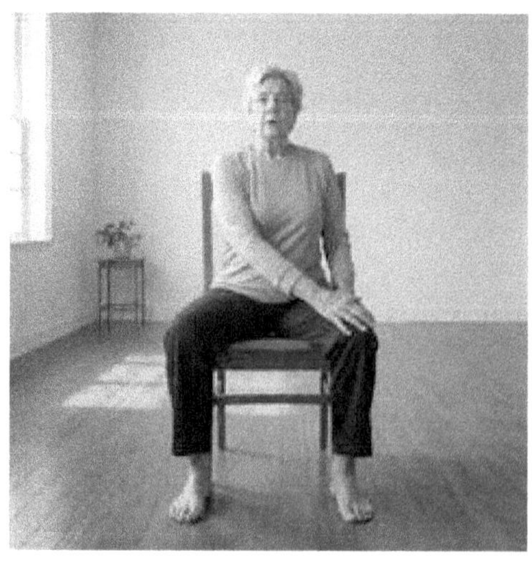

Cet allongement avant la rotation est une caractéristique du mouvement de Tai Chi et produit une amplitude mesurablemeent plus grande que de faire pivoter sans lui.

Étape 4 : Faire pivoter à l'expiration

En expirant, faites pivoter lentement tout le haut du corps vers la gauche, en guidant avec la poitrine plutôt qu'avec la tête. La main droite appuie doucement sur le genou gauche pour approfondir la rotation en douceur. Le regard suit la poitrine, en se tournant pour regarder par-dessus l'épaule gauche. Faites pivoter seulement aussi loin que c'est confortable, sans jamais forcer à travers la résistance.

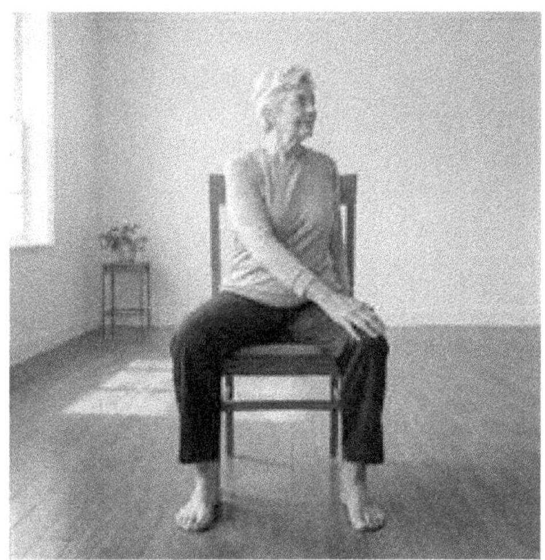

Étape 5 : Maintenir et respirer

Maintenez la position en rotation pendant deux à trois cycles de respiration. À chaque inspiration, allongez légèrement la colonne.

À chaque expiration, laissez la rotation s'approfondir d'un petit incrément naturel sans forcer.

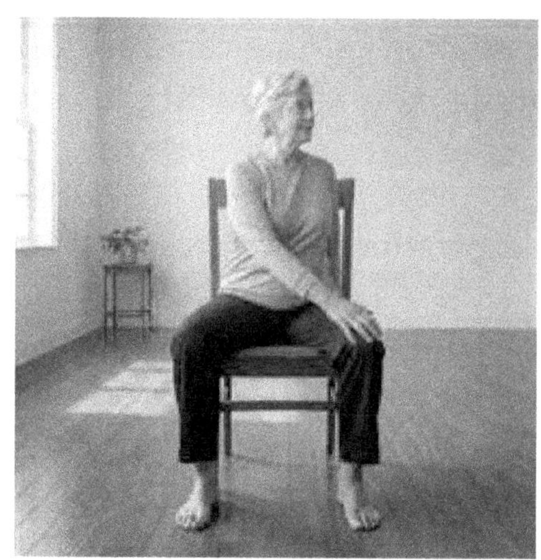

Puis inspirez.

Déroulez-vous doucement vers le centre.

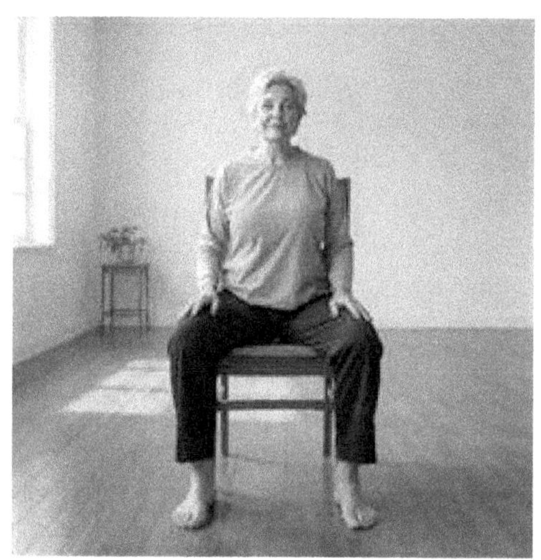

Et répétez du côté droit.

Répétitions : Deux torsions complètes dans chaque direction par séance.

Variation pour débutants : Effectuez la torsion avec les deux mains reposant sur les cuisses, en utilisant uniquement les muscles du tronc pour produire la rotation sans aucun levier des mains. Cette amplitude plus petite est parfaitement appropriée pour la Semaine 2.

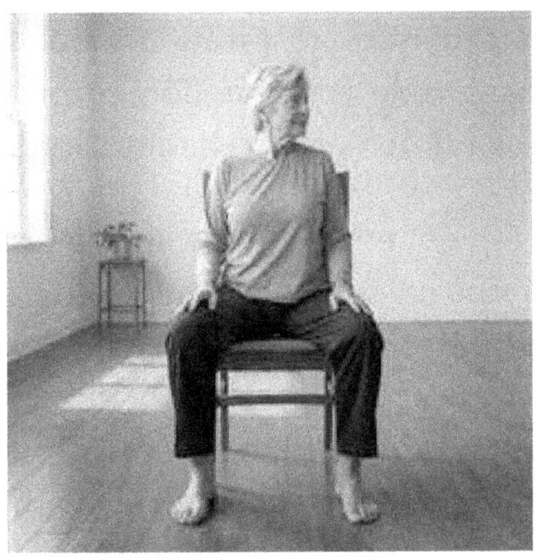

Variation avancée : Étendez le bras extérieur, en levant le bras droit et en le pointant dans la direction de la torsion pendant que vous pivotez vers la gauche, créant une ligne de rotation plus longue à travers le corps.

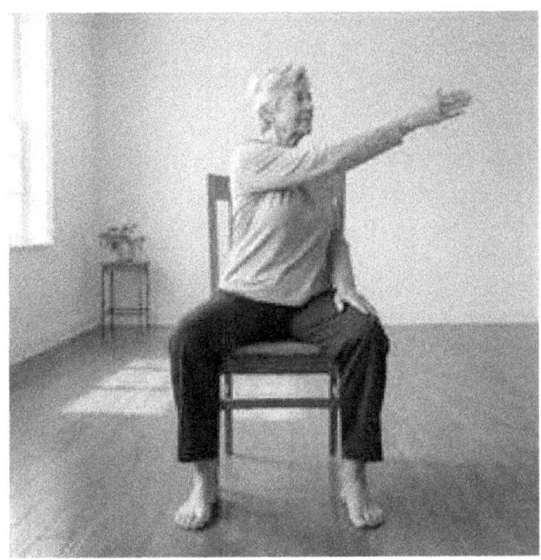

6.2 Exercices de respiration et d'extension

Ouverture du haut du corps avec une respiration intentionnelle

L'exercice de Respiration et d'extension s'appuie directement sur les Balancements des bras et les Extensions latérales des Chapitres 3 et 4, introduisant une nouvelle dimension : la combinaison délibérée d'une respiration diaphragmatique complète avec un mouvement d'extension qui ouvre la poitrine, les épaules et les muscles intercostaux simultanément. Là où les exercices précédents se concentraient sur l'établissement de la coordination respiration-mouvement, la Respiration et extension utilise maintenant cette coordination comme outil pour approfondir activement l'ouverture du haut du corps à chaque répétition.

Cet exercice est particulièrement efficace pour les seniors qui portent une tension chronique à travers la poitrine et les épaules antérieures, un schéma extrêmement courant chez ceux qui ont passé des années dans des postures assises orientées vers l'avant. Au fil des séances successives, la combinaison de la respiration expansive et du bras en extension crée un étirement progressif et doux à travers les muscles pectoraux et l'avant de l'épaule qu'aucun étirement passif seul ne peut produire.

Position de départ : Asseyez-vous droit, pieds à plat sur le sol séparés de la largeur des hanches. Les deux bras reposent sur les côtés, mains à la hauteur des hanches. Colonne allongée.

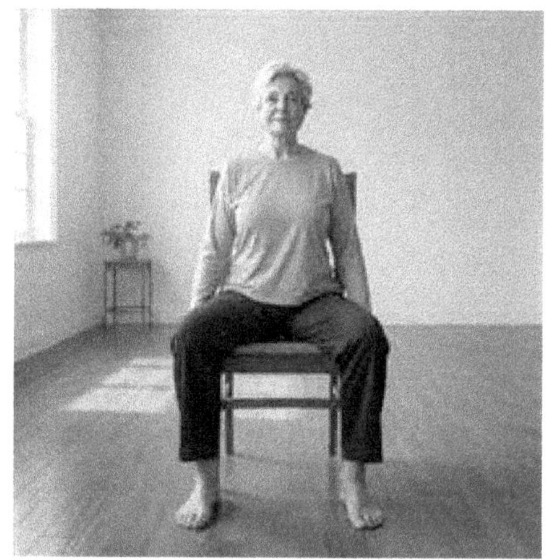

Étape 1 : Commencer au repos

Installez-vous dans la position de départ. Faites un cycle complet de respiration et laissez les bras pendre complètement relâchés sur les côtés. Sentez le poids des mains et la détente des épaules.

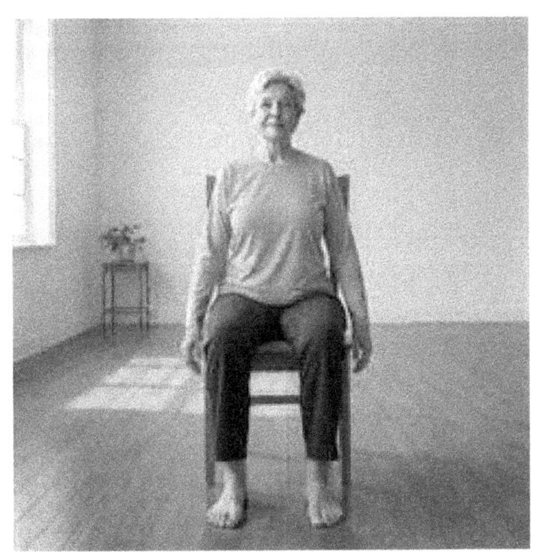

Étape 2 : Inspirer et balayer les deux bras vers l'extérieur

Sur une inspiration profonde et complète, balayez les deux bras vers l'extérieur et vers le haut dans un arc large et expansif, comme des ailes qui s'ouvrent. Laissez la poitrine s'ouvrir et se soulever à mesure que les bras montent. Le mouvement est généreux et sans hâte, correspondant à la durée complète de l'inspiration. Les bras montent à la hauteur des épaules ou légèrement au-dessus.

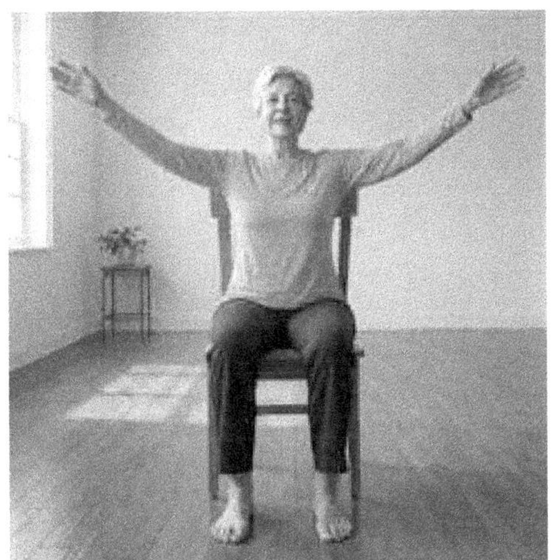

Étape 3 : S'étendre au sommet

Au sommet de l'inspiration, bras étendus à la hauteur des épaules ou au-dessus, ajoutez une douce extension supplémentaire à travers les bouts des doigts, comme si vous essayiez d'allonger les bras d'un centimètre de plus que ce qu'ils ont déjà atteint. Cette extension sollicite le muscle serratus anterior le long des côtés de la cage thoracique et approfondit encore l'ouverture de la poitrine.

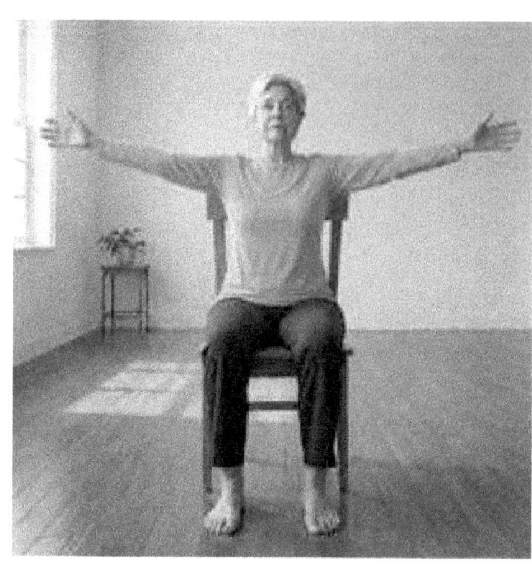

Étape 4 : Expirer et ramener les bras vers l'intérieur

À l'expiration, ramenez lentement les deux bras vers l'intérieur et vers le bas, en les croisant doucement sur la poitrine dans un geste d'auto-étreinte.

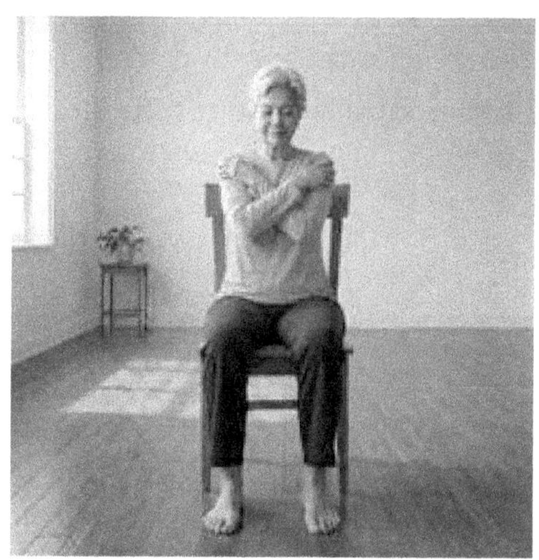

Relâchez-les vers les côtés.

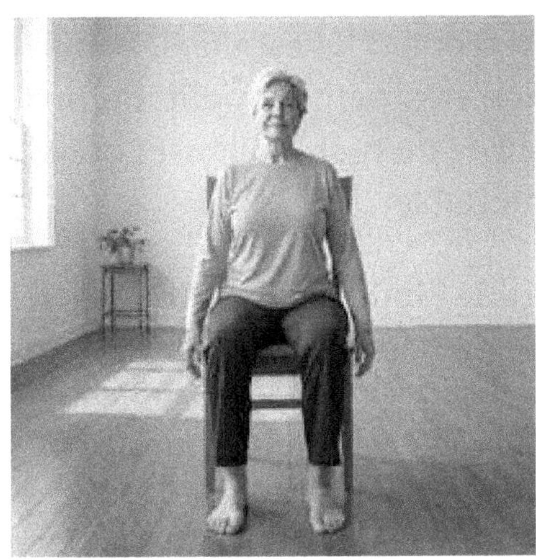

Ce mouvement de fermeture, les bras s'enroulant vers l'intérieur sur la poitrine, stimule le système nerveux parasympathique et crée un contraste palpable avec l'ouverture expansive de l'inspiration.

Répétitions : Quatre à six cycles complets par séance.

Adaptation : Ceux ayant une amplitude de l'épaule limitée peuvent effectuer un arc plus petit, en balayant les bras seulement jusqu'à la hauteur de la poitrine et en maintenant le geste croisé à l'abdomen plutôt qu'à la poitrine.

6.3 Élévations de jambe et cercles de hanche

Mobilité du bas du corps : un nouvel accent

La Semaine 2 introduit les premiers mouvements spécifiquement conçus pour mobiliser l'articulation de la hanche à travers toute son amplitude de mouvement circulaire. L'Élévation de jambe en position assise et le Cercle de hanche s'appuient sur les Élévations du genou et les Extensions de jambe du Chapitre 4, mais vont au-delà des schémas linéaires de haut en bas ou d'avant en arrière pour explorer la pleine capacité rotationnelle de la cavité cotyloïde.

L'articulation de la hanche est une articulation à rotule conçue pour un mouvement multidirectionnel. Chez les personnes âgées sédentaires, seule une fraction de cette amplitude est utilisée dans la vie quotidienne, et les parties inutilisées se rigidifient progressivement. La raideur de la hanche contribue directement aux douleurs lombaires, à la réduction de la qualité de la marche, et aux difficultés avec des activités courantes comme s'asseoir et se lever, monter et descendre d'une voiture, et monter des escaliers. Le mouvement circulaire régulier de la hanche, même à une très petite amplitude, maintient la distribution du liquide synovial et la plasticité du tissu conjonctif dont l'articulation a besoin pour rester fonctionnelle et confortable.

Mouvement 1 : Élévations de jambe en position assise

Objectif : Renforcer les fléchisseurs de la hanche et les quadriceps tout en améliorant la mobilité contrôlée du membre inférieur.

Position de départ : Asseyez-vous droit, légèrement vers l'avant sur l'assise. Les mains reposent légèrement sur les cuisses ou les accoudoirs. Pieds à plat sur le sol.

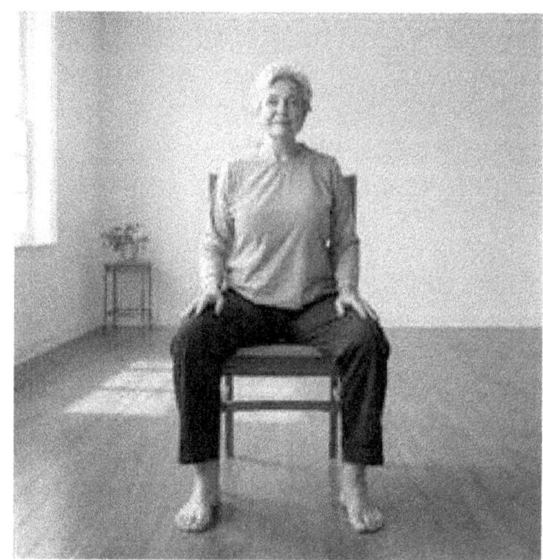

Étape 1 : Enfoncez les deux pieds. Faites une respiration. À l'expiration, engagez doucement l'abdomen inférieur.

Étape 2 : En inspirant, levez lentement la jambe droite, en soulevant toute la cuisse de l'assise et en étendant la jambe vers l'avant et vers le haut à une hauteur confortable. Le pied peut rester relâché ou doucement fléchi.

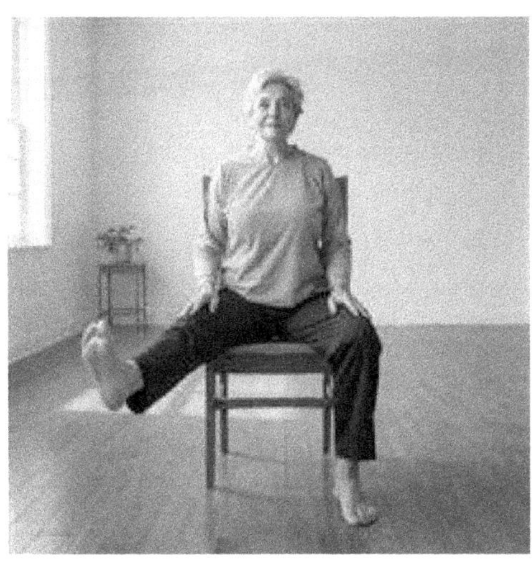

Étape 3 : Maintenez la position levée pendant une respiration, en gardant le torse droit et la jambe levée stable.

Étape 4 : En expirant, abaissez lentement la jambe droite vers le sol avec contrôle.

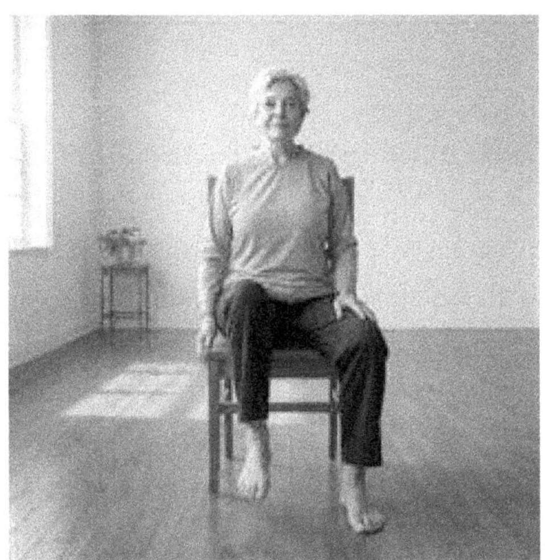

Alternez vers la jambe gauche. Un cycle correspond à une élévation droite et une élévation gauche.

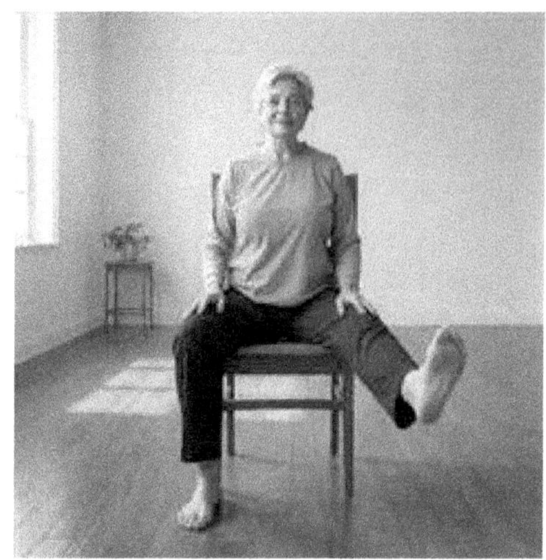

Répétitions : Trois à cinq cycles en alternant les côtés par séance.

Adaptation : Ceux ayant une prothèse de hanche ou une arthrose de hanche significative doivent soulever seulement le talon du sol plutôt que toute la cuisse, maintenant le bénéfice de l'activation sans sollicitation de l'articulation de la hanche.

Mouvement 2 : Cercles de hanche en position assise

Objectif : Mobiliser l'articulation de la hanche à travers toute son amplitude rotationnelle, distribuer le liquide synovial, et réduire la raideur des fléchisseurs de la hanche et des rotateurs externes.

Position de départ : Asseyez-vous droit, pieds à plat sur le sol séparés de la largeur des hanches. Les mains reposent légèrement sur les cuisses.

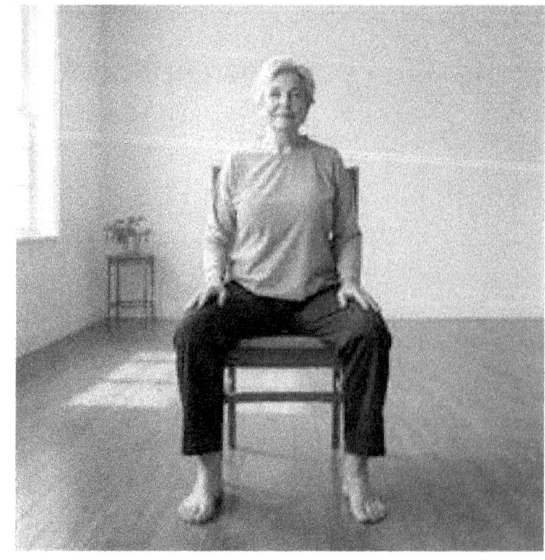

Étape 1 : Soulevez légèrement le genou droit de l'assise, juste assez pour permettre la rotation libre de l'articulation de la hanche. Le pied pend lâchement sous le genou.

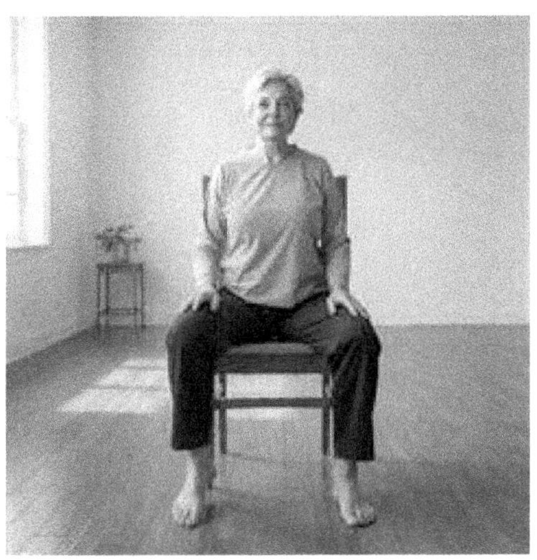

Étape 2 : Commencez à déplacer le genou droit levé dans un petit cercle lent, en faisant pivoter l'articulation de la hanche. Déplacez le genou vers l'extérieur à droite, puis vers l'avant, puis vers l'intérieur à gauche, puis vers l'arrière et autour, en complétant le cercle. Maintenez le mouvement petit et confortable en Semaine 2.

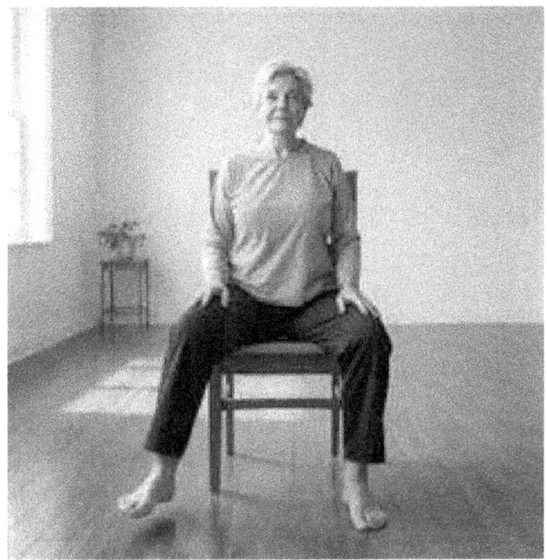

Étape 3 : Complétez quatre cercles lents dans une direction.

Inversez pour quatre cercles dans la direction opposée.

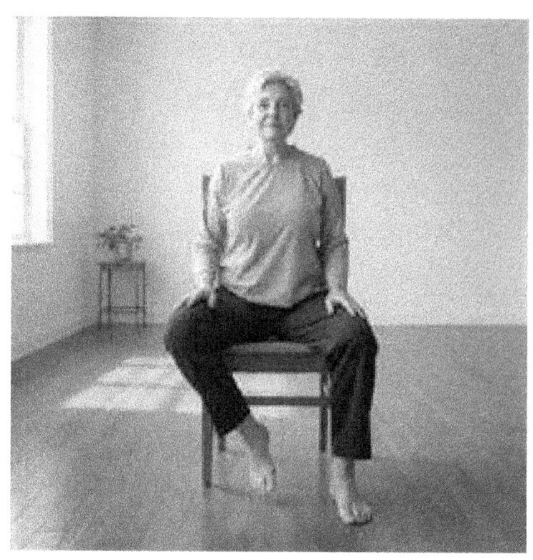

Abaissez doucement le pied droit vers le sol et répétez du côté gauche.

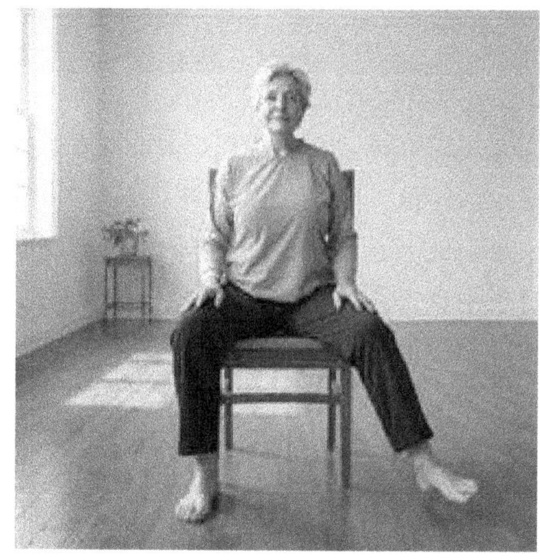

Répétitions : Quatre cercles dans chaque direction sur chaque côté par séance.

Adaptation : Pour une mobilité de hanche très limitée, déplacez simplement le genou vers l'avant et vers l'arrière ou de côté à côté plutôt qu'en cercle complet, en construisant progressivement vers l'amplitude circulaire au fil des séances suivantes.

6.4 Mouvements latéraux lents

Équilibre latéral : construire la base de la stabilité

Le mouvement latéral lent est l'un des exercices les plus fonctionnellement importants de tout le programme pour la prévention des chutes et la confiance dans l'équilibre quotidien. Il entraîne la capacité du corps à déplacer le poids latéralement de façon contrôlée et consciente, ce qui est exactement ce que le corps doit faire lorsqu'il navigue sur un terrain inégal, fait un pas de côté pour éviter un obstacle, ou se rétablit après un moment d'instabilité.

Dans l'équilibre debout, la capacité à contrôler un déplacement latéral du poids est gérée par les abducteurs de la hanche, le grand fessier moyen en particulier, ainsi que par les stabilisateurs latéraux du tronc et les propriocepteurs de la cheville. Dans le Tai Chi en chaise, la version en position assise de ce mouvement entraîne les mêmes schémas de contrôle latéral depuis une position sûre et soutenue où les conséquences de toute instabilité sont complètement éliminées.

Pratiqué régulièrement tout au long de la Semaine 2 et au-delà, ce mouvement construit la confiance neurologique pour la stabilité latérale qui se transfère directement à la position debout et à la marche.

Position de départ : Asseyez-vous droit, pieds à plat sur le sol séparés de la largeur des hanches. Les deux mains reposent légèrement sur les cuisses. Colonne allongée.

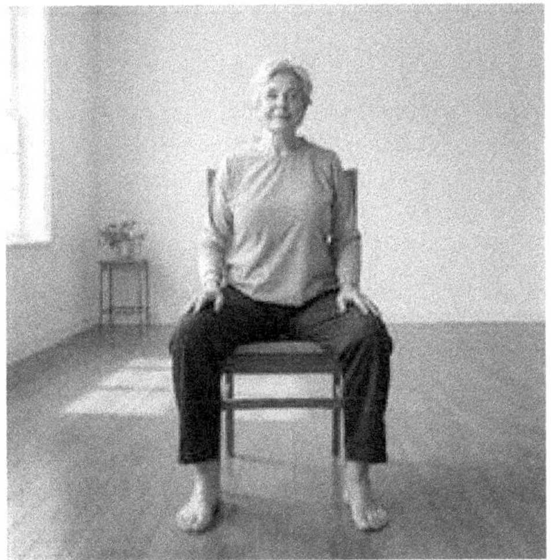

Étape 1 : Trouver le centre

Faites une respiration complète et sentez votre poids distribué uniformément entre les ischions gauche et droit. Cette position de départ centrée et équilibrée est le point de référence auquel vous reviendrez à chaque répétition.

Étape 2 : Inspirer et se déplacer vers la droite

En inspirant, laissez lentement votre poids se déplacer vers la droite, en inclinant doucement le haut du corps vers la droite tout en gardant les deux ischions sur l'assise. L'ischion gauche s'allégera légèrement à mesure que le droit accepte plus de poids. Laissez le bras droit flotter légèrement vers l'extérieur de la cuisse au fil du déplacement.

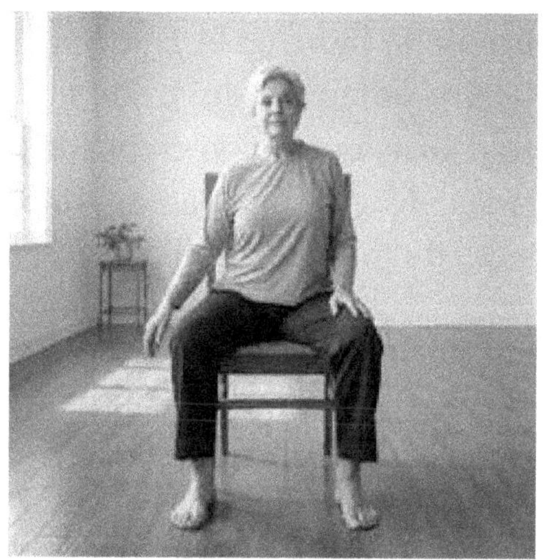

Étape 3 : Expirer et revenir au centre

En expirant, ramenez lentement le corps à la position centrée. Sentez les deux ischions revenir au contact de poids égal avec l'assise. Faites une pause pendant une respiration naturelle au centre avant de vous déplacer vers la gauche.

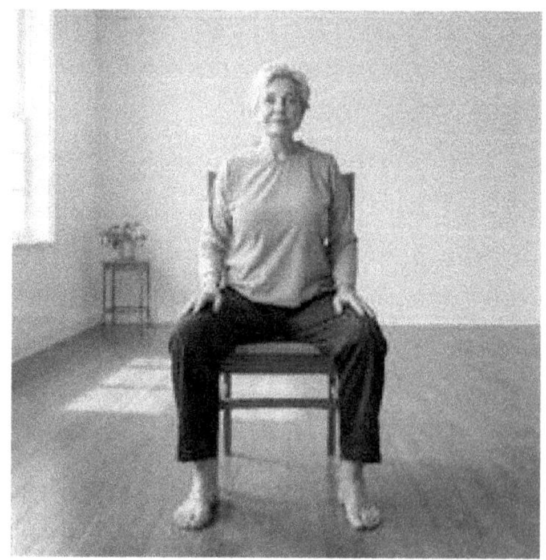

Étape 4 : Inspirer et se déplacer vers la gauche

À votre prochaine inspiration, reflétez le mouvement vers la gauche. Laissez le poids se déplacer vers l'ischion gauche, le haut du corps s'incline doucement vers la gauche, et le bras gauche flotte légèrement vers l'extérieur.

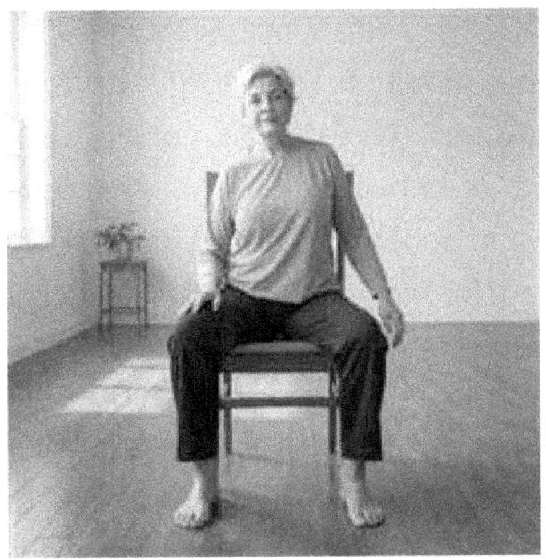

Expirez pour revenir au centre.

Répétitions : Quatre à six cycles complets de côté à côté par séance.

Variation avancée : À mesure que le corps se déplace d'un côté, étendez le bras opposé vers le haut dans une extension diagonale, combinant le déplacement latéral du poids avec une extension du haut du corps pour un mouvement plus intégré de tout le corps.

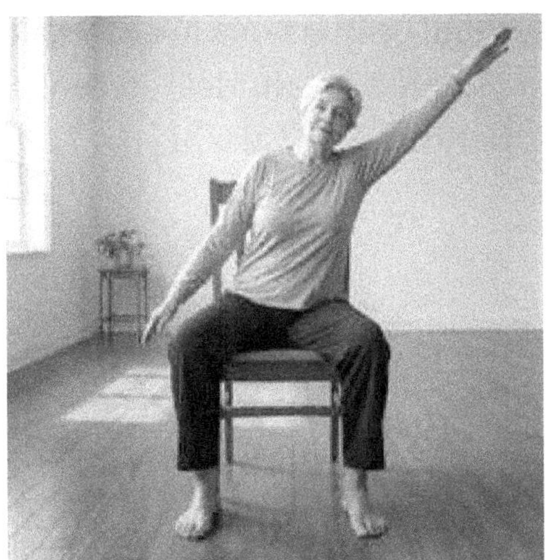

Adaptation : Ceux qui ressentent un inconfort dans la région lombaire pendant le déplacement doivent réduire l'amplitude de l'inclinaison à un déplacement de poids très subtil, à peine perceptible, et construire progressivement au cours de la semaine.

Clôturer la Semaine 2 : ce que la mobilité signifie vraiment

À la fin de cette semaine, vous aurez ajouté quatre nouvelles catégories de mouvements à votre pratique : la rotation vertébrale à travers les Torsions en position assise, l'ouverture de la poitrine et des épaules à travers la Respiration et extension, la mobilité de l'articulation de la hanche à travers les Élévations de jambe et les Cercles de hanche, et l'entraînement à l'équilibre latéral à travers les Mouvements latéraux.

Aucun de ces mouvements ne nécessite une souplesse que vous n'avez pas actuellement. Ils ne nécessitent que la volonté de vous déplacer à travers l'amplitude qui est disponible pour vous aujourd'hui, avec patience, avec respiration, et avec la compréhension que l'amplitude vient avec la pratique, pas avec la force.

La mobilité n'est pas une caractéristique physique que vous avez ou n'avez pas. C'est une qualité que votre corps génère à travers un mouvement régulier et intelligent. Chaque séance de cette semaine est un petit mais véritable investissement dans un corps qui se déplace plus librement, plus confidentiel et avec moins d'inconfort qu'il y a sept jours.

La Semaine 3 s'appuiera sur tout ce que vous avez développé au cours de ces deux semaines et introduira les séquences fluides et connectées qui commencent à ressembler à la forme traditionnelle du Tai Chi.

Chapitre 7: Semaine 3 – Renforcement et coordination

Deux semaines après, votre corps a changé plus que vous ne le réalisez peut-être. Les mouvements qui semblaient inconnus en Semaine 1 sont maintenant reconnaissables. La coordination respiratoire qui nécessitait un effort délibéré en Semaine 2 commence à se produire plus naturellement. Vos articulations se déplacent à travers des amplitudes qu'elles n'avaient pas visitées depuis un certain temps, et les dix minutes que vous accordez à cette pratique chaque jour ont commencé à sembler moins une tâche et davantage quelque chose que vous attendez genuinement avec plaisir.

La Semaine 3 s'appuie sur tout cela. Cette semaine, la pratique déplace son centre de gravité de l'apprentissage et de l'assouplissement vers le renforcement et la coordination. Les mouvements introduits ici sont plus complexes, nécessitant que le haut et le bas du corps travaillent ensemble dans des schémas intégrés. Ils font davantage appel à la concentration et à l'intention. Et ils commencent à ressembler, de façon incontestable, à du Tai Chi.

Abordez cette semaine avec confiance. Vous l'avez méritée.

7.1 Mains nuageuses en position assise

Le mouvement qui définit le Tai Chi

S'il est un mouvement qui capture l'essence du Tai Chi plus complètement que tout autre, ce sont les Mains nuageuses, connues en chinois sous le nom de *Yun Shou*. Elles apparaissent dans pratiquement tous les styles et formes de Tai Chi. Les textes classiques de Tai Chi les décrivent comme le mouvement qui incarne le plus complètement les principes fondamentaux de l'art : flux continu, absence de force, la coordination de tout le corps à travers la taille, et la qualité d'attention douce et sans hâte qui rend le Tai Chi différent de toute autre pratique de mouvement.

Dans sa version debout, les Mains nuageuses impliquent de déplacer le poids de côté à côté pendant que les bras tournent dans de grands arcs qui se chevauchent. Dans la version assise, le déplacement du poids devient une douce inclinaison latérale, et les bras se déplacent dans le même schéma lent, circulaire et chevauchant. Le résultat est un mouvement qui ressemble à des mains qui écartent l'air dans de lents cercles horizontaux, ou qui glissent à travers des nuages.

Les bénéfices sont substantiels : les Mains nuageuses développent la coordination rotationnelle entre les deux côtés du corps, entraînent la capacité du système nerveux à gérer deux membres se déplaçant de façon indépendante simultanément, approfondissent la connexion respiration-mouvement, et produisent une qualité de calme méditatif que les élèves décrivent régulièrement comme l'une des expériences les plus agréables de toute la pratique.

Position de départ : Asseyez-vous droit, pieds à plat sur le sol séparés de la largeur des hanches. Les deux mains reposent lâchement dans le giron, paumes vers le haut. Colonne allongée.

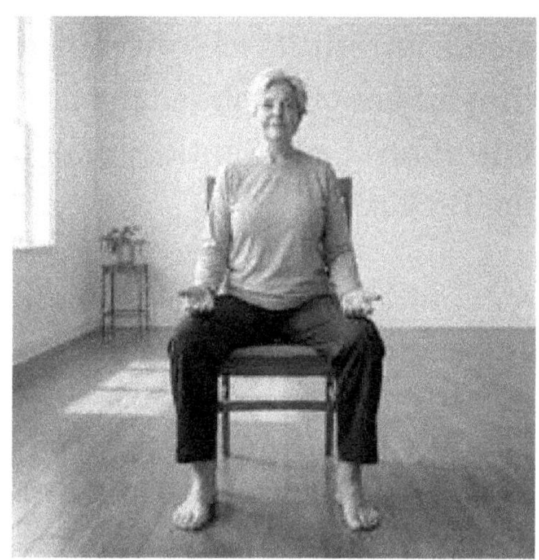

Étape 1 : Lever les deux mains au centre

Levez les deux mains à la hauteur de la poitrine, paumes tournées vers l'intérieur vers le corps, la main droite légèrement plus haute que la gauche, les mains séparées d'environ trente centimètres. C'est la position de départ des Mains nuageuses.

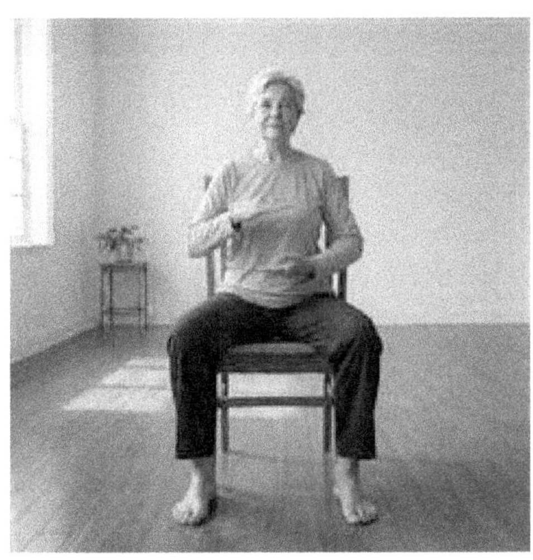

Étape 2 : Commencer la rotation, la main droite montant

En inspirant, tournez doucement la taille et le haut du corps de quelques centimètres vers la droite. Laissez vos bras voyager avec votre torse. En tournant, laissez votre main droite flotter naturellement vers le haut vers le niveau du visage, tandis que votre main gauche presse doucement vers le bas vers votre giron. Gardez les coudes souples et relâchés.

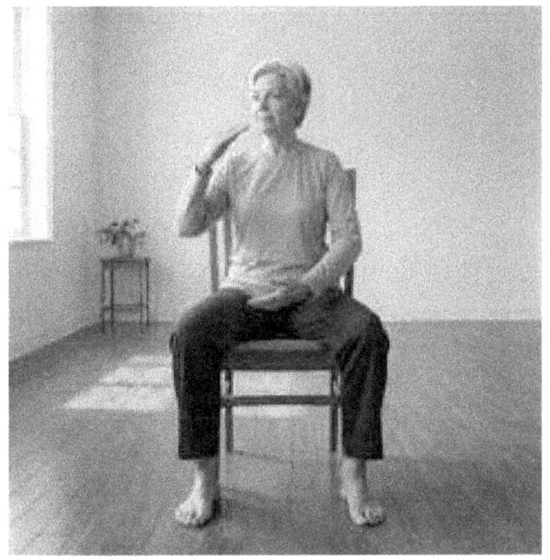

Étape 3 : Le point médian du côté droit

Terminez votre doux pivot vers la droite. Votre torse fait maintenant légèrement face à la droite. Votre main droite est haute, près du visage, et votre main gauche est basse, près de la hanche gauche, les deux paumes vous faisant toujours face. Ne faites pas de pause ni ne vous figez ici. Le Tai Chi est comme une roue qui tourne lentement et qui ne s'arrête jamais complètement.

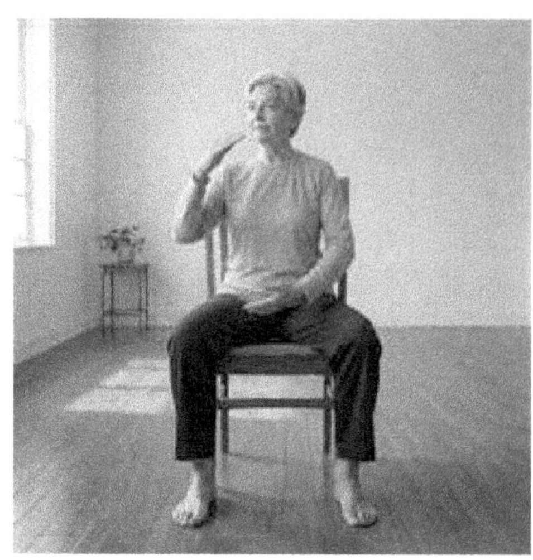

Étape 4 : Inverser, la main gauche montant

En expirant lentement, commencez à tourner la taille vers le centre et vers la gauche. À mesure que votre corps tourne, vos mains échangent élégamment de place : votre main gauche flotte vers le haut vers votre visage, tandis que votre main droite presse doucement vers le bas vers votre giron. Laissez les mains se croiser devant votre poitrine comme des nuages qui passent.

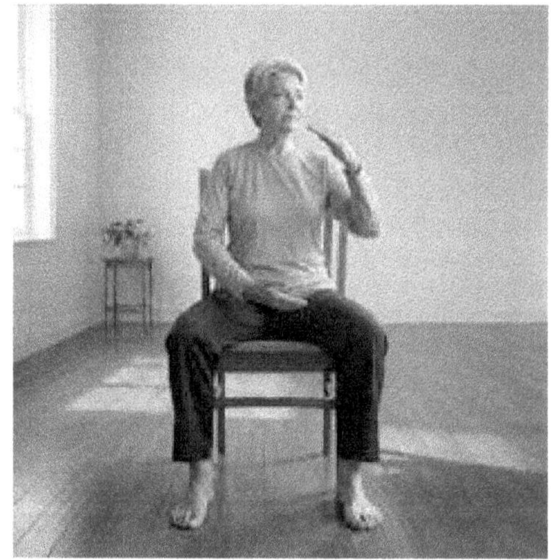

Étape 5 : Établir le flux continu

Après deux ou trois rotations individuelles de chaque côté, laissez le mouvement devenir entièrement continu, un cycle sans coutures qui s'enchaîne vers le suivant sans point de début ou de fin identifiable. Ajoutez un très doux balancement latéral du corps pour accompagner la montée de chaque bras, en vous inclinant très légèrement à droite lorsque la main droite est haute, en vous inclinant très légèrement à gauche lorsque la main gauche est haute.

Répétitions : Complétez six à huit cycles complets (trois à quatre rotations de chaque côté). Bougez seulement aussi vite que votre respiration le permet. Si votre respiration est lente, vos mains doivent être lentes.

Adaptation : Si atteindre vers votre visage cause un pincement ou un inconfort dans vos épaules, abaissez simplement le mouvement. Maintenez votre main « haute » à la hauteur de la poitrine, et votre main « basse » près du giron. La magie du Tai Chi vient du doux pivotement de la taille, pas de la hauteur à laquelle vous pouvez lever les bras. Maintenez-le confortable, et maintenez-le vôtre.

7.2 Élévations du genou avec mouvement de bras

Intégrer le haut et le bas du corps

L'Élévation du genou avec mouvement de bras est le premier mouvement de ce programme à intégrer pleinement le haut et le bas du corps dans un schéma coordonné et simultané. Il s'appuie sur les Élévations du genou du Chapitre 4 et les Balancements des bras et mouvements de Poussée du même chapitre, les combinant en une seule séquence fluide qui nécessite que le cerveau et le système nerveux coordonnent les mouvements du bras et de la jambe du côté opposé.

Cette intégration croisée du corps est l'un des outils d'entraînement neurologique les plus puissants disponibles pour les personnes âgées. Elle active le corps calleux, le pont neural entre les deux hémisphères du cerveau, et a été associée dans des recherches à des améliorations de la vitesse de traitement, du temps de réaction et de la coordination motrice qui se transfèrent directement à la qualité de l'équilibre et de la marche dans la vie quotidienne.

Position de départ : Asseyez-vous droit, pieds à plat sur le sol séparés de la largeur des hanches. Les deux mains reposent sur les cuisses. Colonne allongée.

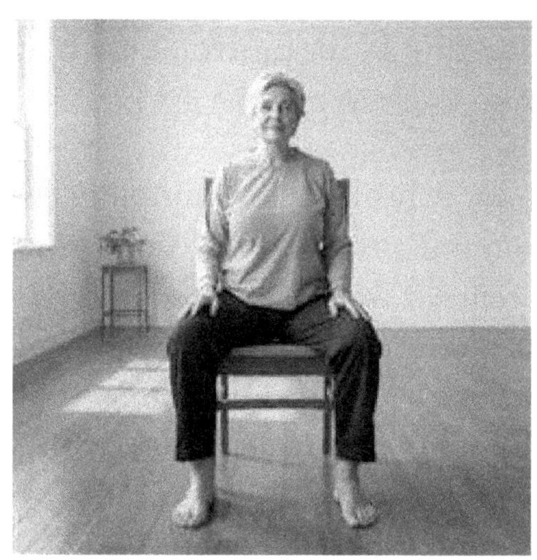

Étape 1 : Ancrage et préparation

Faites un cycle complet de respiration. À l'expiration, sentez les deux pieds ancrés et les deux ischions bien en place. Laissez les bras être lâches et lourds dans le giron.

Étape 2 : Lever le genou droit et balancer le bras gauche vers l'avant

En inspirant, levez simultanément le genou droit vers le haut tout en balayant le bras gauche vers l'avant et vers le haut dans un long et doux mouvement depuis la hanche jusqu'à juste au-dessus de la hauteur des épaules. Le bras droit se déplace doucement vers l'arrière et légèrement vers l'extérieur à mesure que le gauche avance, reflétant la coordination naturelle de la marche bras opposé, jambe opposée.

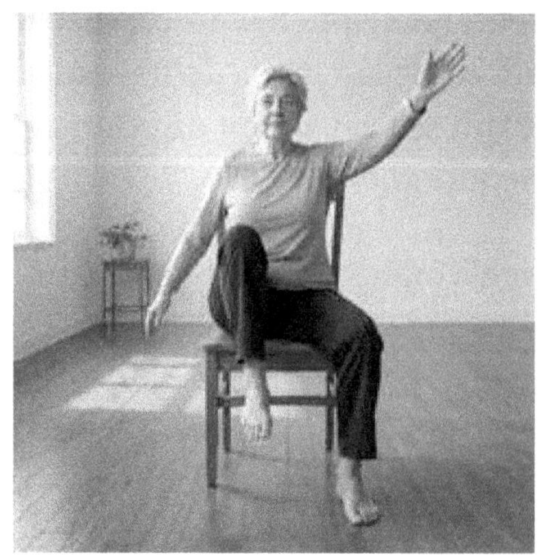

Étape 3 : Maintenir brièvement au sommet

Au sommet de l'inspiration, maintenez le genou levé et le bras étendu pendant une pause naturelle de respiration. Sentez l'engagement coordonné à travers le tronc, le fléchisseur de hanche levé et l'épaule étendue.

Étape 4 : Descendre et faire la transition à l'expiration

En expirant, abaissez simultanément le genou droit vers le sol et ramenez le bras gauche vers la hanche.

Sans pause, faites la transition en douceur vers le côté opposé : le genou gauche monte tandis que le bras droit balaie vers l'avant et vers le haut.

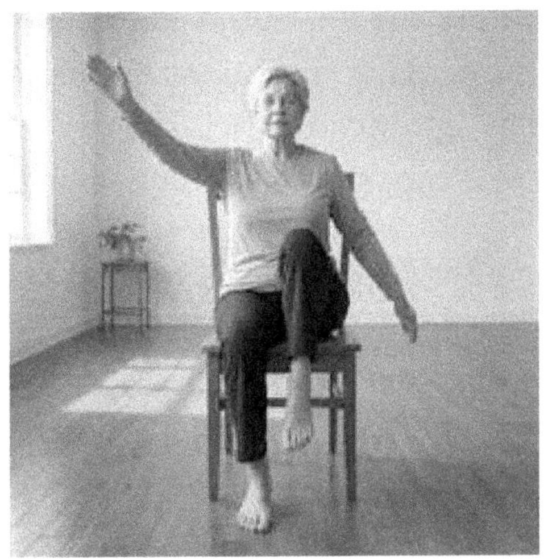

Répétitions : Quatre à six cycles complets en alternant les côtés par séance.

Adaptation : Vous pouvez effectuer l'élévation du genou et le mouvement du bras comme deux mouvements séquentiels séparés plutôt que simultanément, en construisant vers la version intégrée au cours de la semaine.

7.3 Le Coq doré

Maîtrise de l'équilibre en position assise

Le Coq doré est l'une des postures les plus célébrées de tout le Tai Chi. Dans sa forme traditionnelle debout, il implique de s'équilibrer sur une jambe avec le genou opposé levé et les bras dans une position spécifique, une posture qui exige un équilibre exquis et une attention concentrée et ancrée.

L'adaptation en position assise pour le Tai Chi en chaise préserve l'élément d'entraînement le plus important de la posture originale : l'ancrage sur une seule jambe combiné à l'énergie ascendante du membre levé. Au lieu de se tenir debout sur une jambe, vous vous ancrez à travers un pied avec une intention complète pendant que l'autre jambe monte. Le résultat est un mouvement qui entraîne simultanément la force des fléchisseurs de la hanche, la stabilité posturale, l'attention concentrée et la qualité de présence ancrée qui est la caractéristique définissante du Coq doré sous toutes ses formes.

La recherche et les praticiens de la médecine chinoise classique notent tous deux que l'entraînement à l'équilibre sur une seule jambe, même sous une forme assise et soutenue, active les six principaux méridiens qui passent par les jambes et offre des bénéfices neurologiques significatifs incluant une meilleure coordination, un risque réduit de chutes et une conscience spatiale améliorée.

Position de départ : Asseyez-vous droit, légèrement vers l'avant sur l'assise. Les deux pieds à plat sur le sol, séparés de la largeur des hanches. Les bras pendent lâchement sur les côtés ou reposent sur les cuisses.

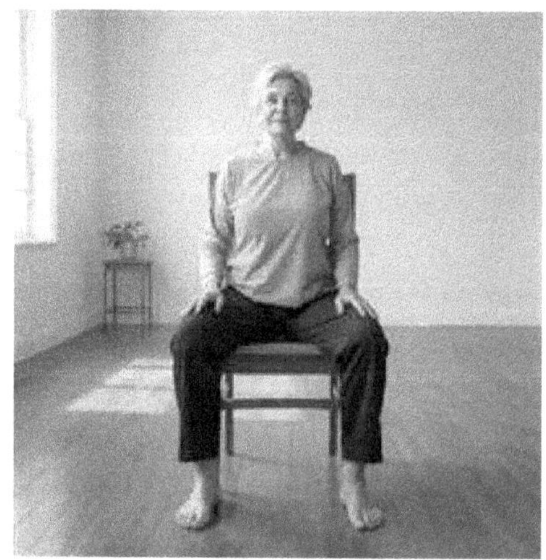

Étape 1 : Trouver l'ancrage

Enfoncez fermement et complètement le pied gauche dans le sol, comme si le pied était la racine d'un arbre qui s'enfonce à travers la terre. Faites une respiration. À chaque expiration, sentez le pied gauche devenir plus ancré et plus stable.

Étape 2 : S'élever, le bras droit et le genou droit ensemble

En inspirant, levez simultanément le bras droit vers le haut, coude fléchi, main montant vers le niveau du visage avec la paume tournée vers l'intérieur, tout en soulevant le genou droit vers le haut dans le schéma d'Élévation du genou. Le pied gauche reste complètement et fermement ancré comme seul point de contact du bas du corps. Cette montée coordonnée du bras droit et du genou droit est le geste définissant du Coq doré.

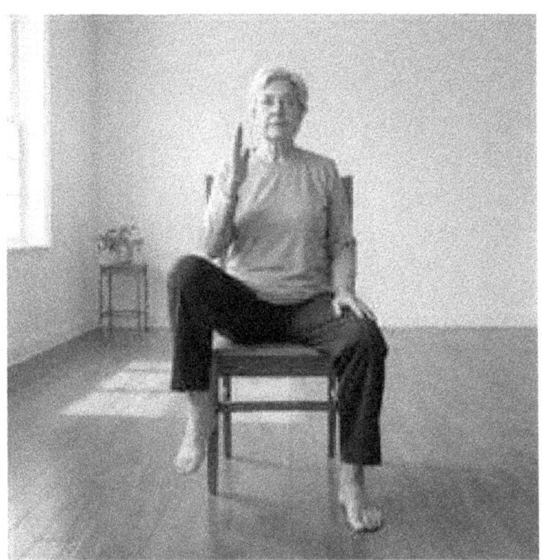

Étape 3 : Maintenir avec une attention complète

Maintenez la position levée pendant trois à cinq cycles complets de respiration. La qualité de l'attention pendant la tenue est la pratique elle-même. Sentez l'ancrage du pied gauche dans le sol. Sentez l'énergie ascendante du bras droit et du genou levés. Observez l'engagement du tronc qui maintient la posture sans crispation ni tension.

Étape 4 : Descendre avec contrôle

En expirant, abaissez lentement et simultanément le bras droit et le genou droit, en remettant le pied au sol et le bras en position de repos.

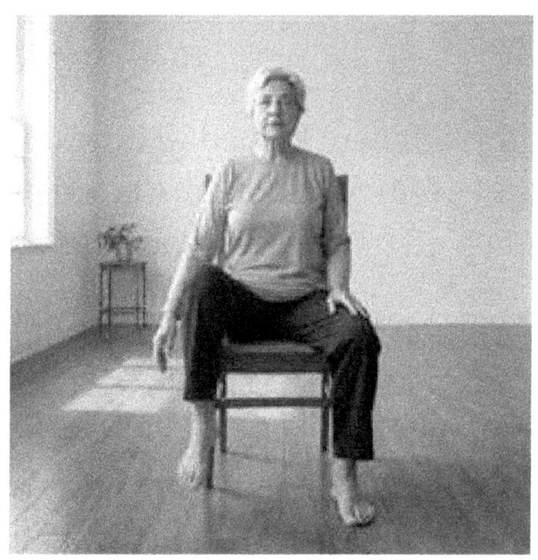

Faites une respiration complète au centre avant de commencer du côté gauche.

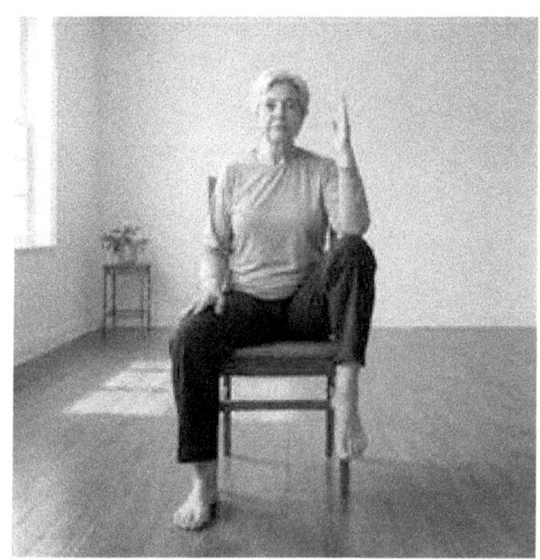

Répétitions : Deux à trois tenues de chaque côté par séance, en augmentant progressivement la durée de la tenue au cours de la semaine.

Adaptation : Pour ceux ayant une force limitée des fléchisseurs de la hanche, levez seulement le talon du sol pendant que le bras monte, en maintenant le geste coordonné bras-jambe à une amplitude réduite.

7.4 Balayage du genou en Tai Chi en chaise

Une forme classique adaptée à la chaise

Le Balayage du genou est l'un des mouvements les plus largement reconnus dans les formes traditionnelles de Tai Chi, apparaissant dans les lignées de style Yang,

Chen et Sun. Il décrit un geste dans lequel une main balaie vers le bas à travers le genou dans un arc de balayage tandis que la main opposée pousse vers l'avant, combinant un mouvement de dégagement vers le bas avec une projection d'énergie vers l'avant en un seul geste coordonné.

Dans la version assise, le bras qui pousse et le bras qui balaie restent les éléments définissants, tandis que la participation du bas du corps passe de la marche avec transfert de poids de la forme debout à un engagement coordonné du genou et de la cuisse opposés. Le résultat est un mouvement qui développe la coordination haut-bas du corps, la souplesse latérale à travers le torse, et l'intégration fluide des contraires, un bras se déplaçant vers le bas et vers l'intérieur pendant que l'autre se déplace vers l'avant, qui est la marque de l'intelligence bilatérale du Tai Chi.

Position de départ : Asseyez-vous droit, pieds à plat sur le sol séparés de la largeur des hanches. Les deux mains reposent dans le giron. Colonne allongée.

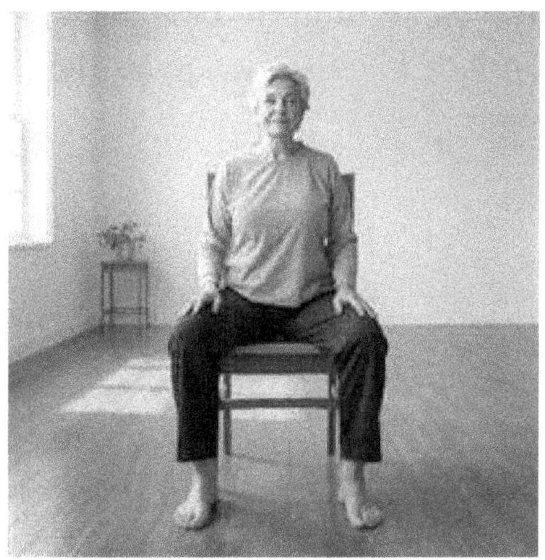

Étape 1 : Ramener la main droite à l'oreille

En inspirant, levez lentement la main droite vers le haut et vers l'arrière en direction de l'oreille droite, paume tournée vers l'avant, coude pointant vers l'extérieur. C'est la position de rassemblement depuis laquelle la poussée prendra naissance. Simultanément, laissez la main gauche reposer sur la cuisse gauche, prête à balayer.

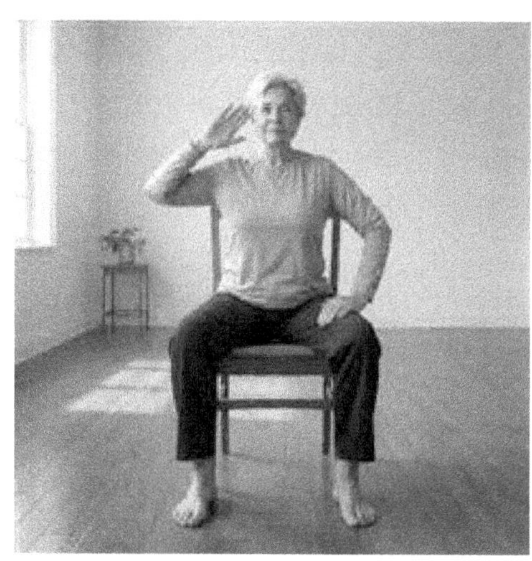

Étape 2 : Balayer la main gauche à travers le genou gauche

En expirant, balayez la main gauche vers le bas et à travers le genou gauche dans un arc de balayage doux, comme si vous dégagiez quelque chose du genou. La paume fait face vers le bas tout au long du balayage. Le mouvement est contrôlé et intentionnel, un arc propre de la cuisse jusqu'au-delà du genou.

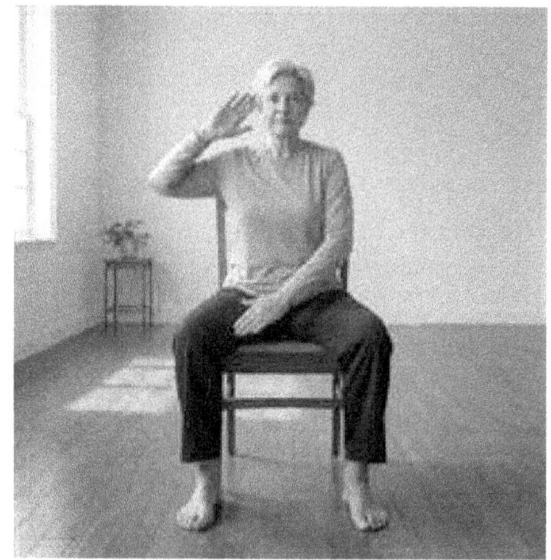

Étape 3 : Pousser la main droite vers l'avant

Simultanément à l'arc de balayage de la main gauche, poussez la main droite vers l'avant depuis l'oreille vers la partie avant du corps, en étendant le bras vers l'avant à la hauteur de la poitrine avec la paume tournée vers l'avant. La poussée et le balayage se complètent ensemble à la fin de l'expiration, le bras droit étendu vers l'avant et la main gauche ayant complété son arc en dessous et au-delà du genou gauche.

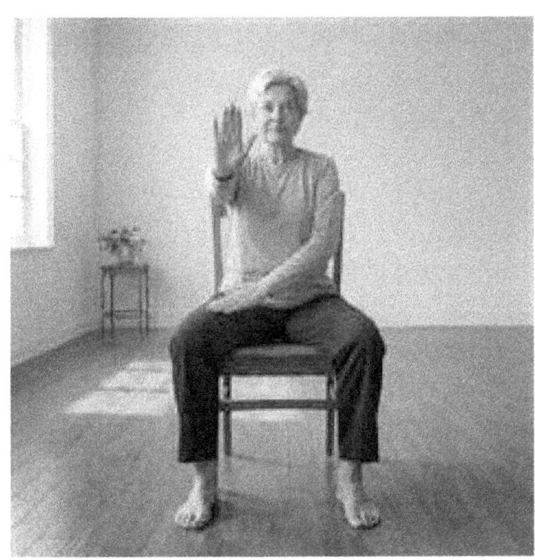

Étape 4 : Réinitialiser et alterner les côtés

À l'inspiration suivante, ramenez la main droite au repos et levez la main gauche vers l'oreille gauche pour la position de rassemblement.

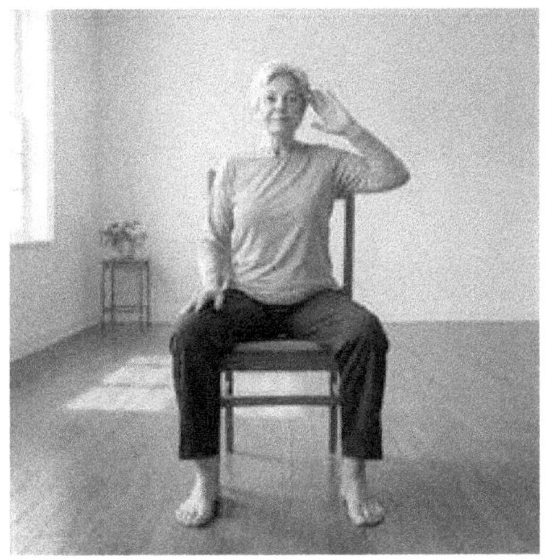

Expirez et balayez la main droite à travers le genou gauche.

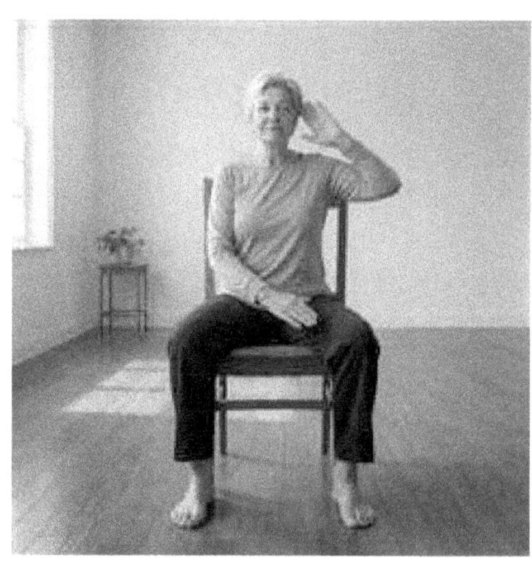

Poussez la main gauche vers l'avant.

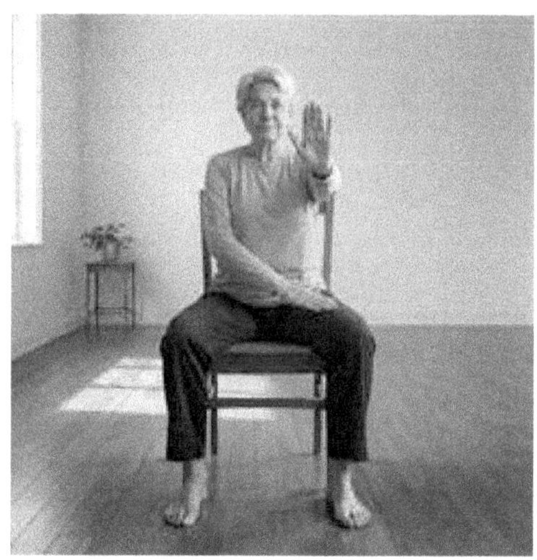

Un cycle complet correspond au Balayage du genou des deux côtés.

Répétitions : Trois à quatre cycles complets en alternant les côtés par séance.

Adaptation : Vous pouvez effectuer le balayage et la poussée comme deux mouvements séquentiels séparés plutôt que simultanément, en complétant le balayage avant de commencer la poussée, jusqu'à ce que la coordination du mouvement combiné se développe naturellement.

Clôturer la Semaine 3 : le changement que vous ressentirez

Quelque part au cours de cette semaine, peut-être dès la deuxième ou troisième séance, vous remarquerez que quelque chose a changé dans la façon dont votre pratique se ressent. Les mouvements ne sont plus des procédures que vous exécutez. Ils commencent à être quelque chose que vous habitez. La séquence des Mains nuageuses commencera à sembler genuinement fluide. Le Coq doré vous surprendra par la stabilité que vous pouvez atteindre dans une position qui semblait précaire lors de la première séance. Le Balayage du genou s'assemblera en un tout coordonné à un moment que vous ne pouvez pas prévoir et ne pouvez pas forcer.

C'est le passage de l'apprentissage de la pratique à l'être dans la pratique. C'est ce que la Semaine 3 est conçue pour produire. Et une fois qu'il arrive, même brièvement, il vous donnera un sentiment clair et vécu de ce que cette pratique est capable d'offrir dans les mois et les années à venir.

Chapitre 8: Semaine 4 – Fluidité et concentration mentale

Vous êtes dans la dernière semaine de ce programme de quatre semaines. Prenez un moment, avant de lire plus loin, pour reconnaître ce que cela signifie. Il y a quatre semaines, vous lisiez le Chapitre 1 et décidiez si cette pratique était vraiment pour vous. Maintenant, vous avez une habitude quotidienne. Vous avez un espace de pratique. Vous avez un corps qui se déplace différemment de ce qu'il était au démarrage, plus librement, plus délibérément, avec plus de conscience et moins d'appréhension.

La Semaine 4 n'est pas la fin. C'est le début de quelque chose de plus soutenu. Cette semaine, l'accent passe de la construction de nouveaux mouvements à l'approfondissement de la qualité de tout ce que vous savez déjà. Les mouvements de cette semaine peuvent sembler familiers, mais la façon dont il vous sera demandé de les habiter est nouvelle. La fluidité, la concentration mentale, la visualisation et la réflexion honnête sur vos propres progrès sont les thèmes de la Semaine 4.

Bougez lentement cette semaine. Respirez pleinement. Prêtez une grande attention. C'est là que la pratique devient une pratique.

8.1 Extensions de jambe en fluidité

Mouvement familier, qualité approfondie

L'Extension de jambe en position assise a été introduite pour la première fois au Chapitre 3 comme exercice fondamental du bas du corps et revisitée au Chapitre 4 dans le cadre du vocabulaire de mouvement central. À la Semaine 4, la mécanique physique du mouvement est familière. Cette section ne réenseigne pas le mouvement. Elle vous demande de faire quelque chose de plus exigeant : effectuer un mouvement que vous connaissez déjà avec une qualité d'attention fluide et sans hâte qui le fait se sentir entièrement différent de ses premières versions.

En Semaine 4, l'Extension de jambe fait partie d'une séquence fluide du bas du corps qui passe d'une jambe à l'autre sans s'arrêter au centre, créant un rythme alternatif continu qui ressemble au composant bas du corps de la Marche de Tai Chi en chaise du Chapitre 4 mais avec une extension plus complète et une intégration respiratoire plus profonde.

Position de départ : Asseyez-vous droit, légèrement vers l'avant sur l'assise. Les mains reposent légèrement sur les cuisses ou les accoudoirs. Pieds à plat, séparés de la largeur des hanches.

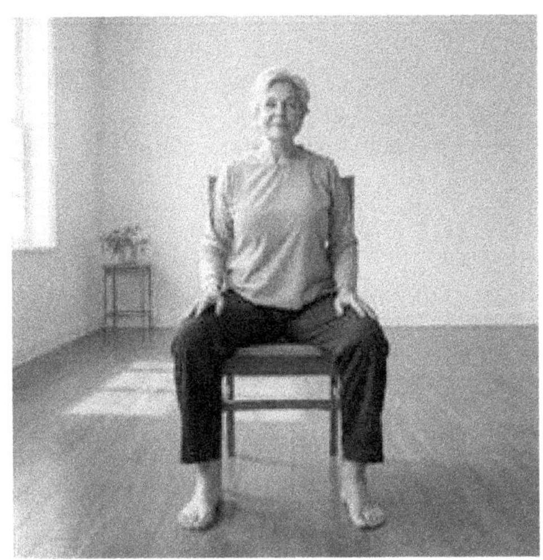

Étape 1 : Commencer avec une respiration ancrée

Faites deux cycles complets de respiration avant de commencer. À la seconde expiration, laissez les mains devenir complètement lourdes et relâchées sur les cuisses. Sentez la distinction entre la qualité du repos de ce moment et la qualité du mouvement qui est sur le point de commencer.

Étape 2 : Glisser et étendre la jambe droite à l'inspiration

En inspirant, glissez le pied droit vers l'avant le long du sol et étendez la jambe droite vers l'extérieur jusqu'à une extension complète confortable, pied doucement fléchi, orteils pointant vers le haut. L'extension doit atteindre sa longueur confortable complète lorsque l'inspiration est terminée.

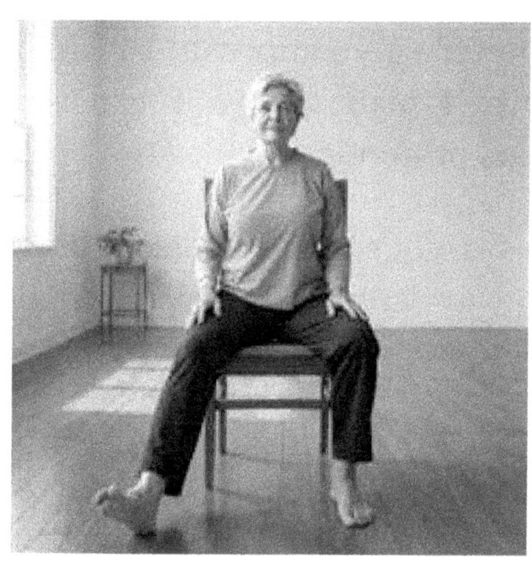

Étape 3 : Faire la transition sans pause

Plutôt que de revenir à la position de départ avant d'étendre la jambe gauche, commencez à ramener la jambe droite à l'expiration tout en commençant simultanément l'extension de la jambe gauche. L'objectif est une alternance fluide et continue, la jambe droite revenant à mesure que la gauche s'étend, créant un mouvement ondulant et doux du bas du corps.

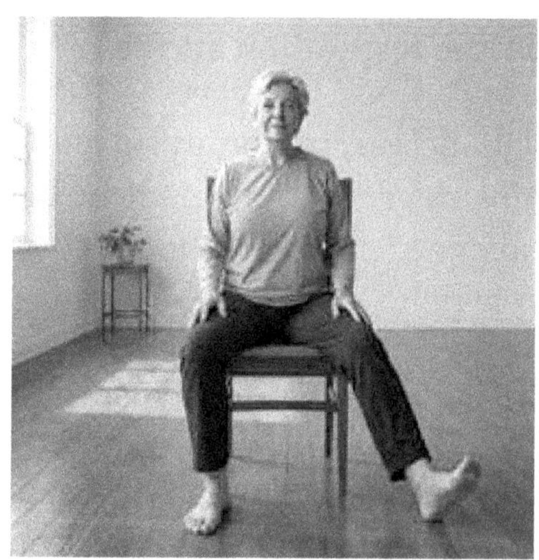

Étape 4 : Trouver le rythme de fluidité

Après quatre à six alternances, laissez le mouvement s'installer dans un rythme continu dans lequel la respiration, les extensions de jambe et les transitions se produisent toutes comme partie d'un flux ininterrompu. Le mouvement doit se sentir comme une marée douce et continue, alternant de côté à côté sans arrêts ni départs brusques.

Répétitions : Huit à dix cycles alternants complets par séance.

Adaptation : Pour ceux qui trouvent l'alternance continue trop exigeante, revenez au schéma d'arrêt et de réinitialisation complète du Chapitre 3 et apportez simplement une plus grande intégration respiratoire et intention au mouvement familier.

8.2 Poussée de Tai Chi en fluidité

De la mécanique à l'expression

La Poussée de Tai Chi a été introduite au Chapitre 4 comme une pression bilatérale vers l'avant exécutée avec une coordination respiratoire et une intention de tout le corps. À la Semaine 4, le schéma physique est établi. Cette section développe la Poussée en une séquence fluide et multidirectionnelle qui se déplace à travers des poussées vers l'avant, vers le haut et vers le bas en un seul geste continu, créant un mouvement plus complexe et expressif qui incarne le principe du Tai Chi de flux continu et ininterrompu.

L'ajout d'une variation directionnelle en Semaine 4 nécessite une plus grande conscience proprioceptive et coordination, en faisant un véritable défi de Semaine 4 qui s'appuie de façon significative sur la base établie en Semaine 1.

Position de départ : Asseyez-vous droit, pieds à plat sur le sol. Les deux mains rassemblées à la hauteur de la poitrine, paumes vers l'avant, doigts pointant vers le haut. La position de départ familière du Chapitre 4.

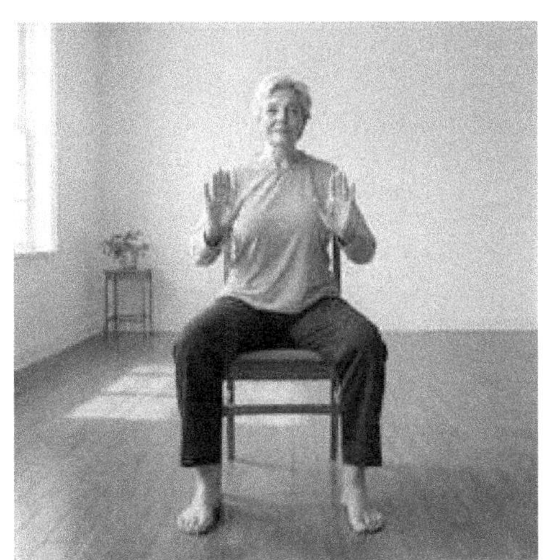

Étape 1 : Poussée vers l'avant à l'expiration

Commencez par la poussée vers l'avant familière du Chapitre 4. En expirant, étendez les deux bras vers l'avant jusqu'à l'extension confortable complète, paumes vers l'avant, coudes doucement souples.

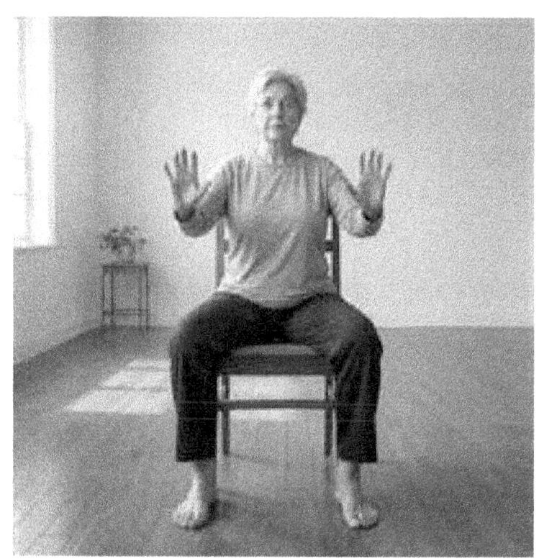

Étape 2 : Transition vers la poussée vers le haut à l'inspiration

ans revenir à la position rassemblée, en inspirant, faites pivoter les deux poignets de sorte que les paumes soient tournées vers le haut et ramenez légèrement les bras vers l'arrière tout en les levant vers le haut, en faisant la transition de la poussée vers l'avant à un geste d'élévation vers le haut. Les bras montent de la hauteur de la poitrine à légèrement au-dessus, comme si l'on soulevait quelque chose depuis le bas.

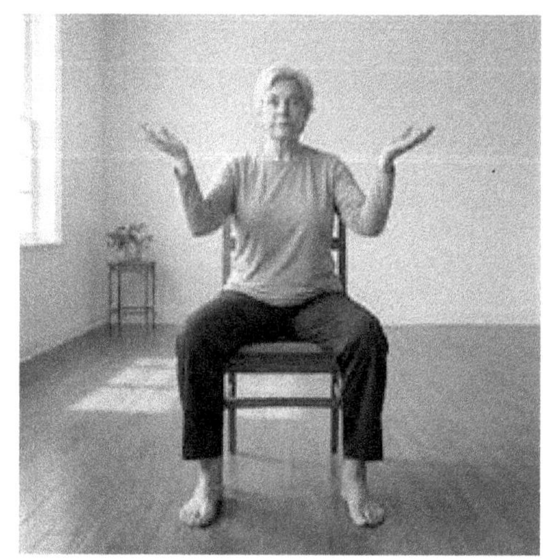

Étape 3 : Presser vers le bas à l'expiration

En expirant, faites à nouveau pivoter les poignets de sorte que les paumes soient tournées vers le bas et pressez lentement les deux mains vers le bas depuis la position élevée vers le niveau des hanches, comme si l'on pressait doucement quelque chose vers le sol. Cette pression vers le bas complète la séquence de poussée en trois directions.

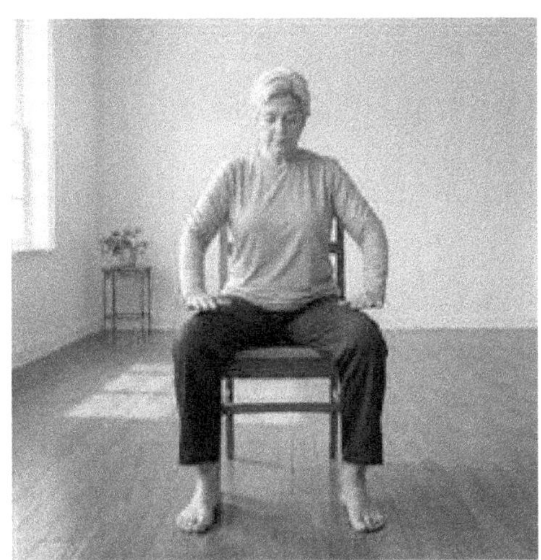

Étape 4 : Revenir et cycler

À l'inspiration suivante, ramenez les deux mains vers le haut et vers l'intérieur à la position rassemblée à la hauteur de la poitrine et commencez à nouveau la séquence en trois directions : poussée vers l'avant, élévation vers le haut, pression vers le bas. Laissez les transitions entre les trois directions devenir progressivement plus fluides jusqu'à ce que toute la séquence coule comme un seul geste ininterrompu.

Répétitions : Quatre à six cycles complets en trois directions par séance.

Adaptation : Ceux qui trouvent la séquence en trois directions trop complexe peuvent continuer avec la poussée simple vers l'avant du Chapitre 4 avec une intention et une fluidité ajoutées, en construisant vers la séquence complète au fil des séances suivantes.

8.3 Pratiques de visualisation et de clarté mentale

La dimension intérieure de la pratique

Tout au long de ce programme, l'accent a été mis sur les dimensions physiques du Tai Chi en chaise : les mouvements, la respiration, la posture, les bénéfices spécifiques pour la santé des articulations, de la circulation et de l'équilibre. Tout cela est réel et important. Mais en Semaine 4, nous tournons l'attention entièrement vers la dimension que les praticiens de Tai Chi ont toujours considérée comme également importante : le paysage intérieur de la pratique.

La visualisation dans le Tai Chi n'est pas de l'imagination pour elle-même. C'est un outil pratique pour améliorer la qualité du mouvement, approfondir la réponse de relaxation, et cultiver la qualité de clarté mentale que les personnes âgées décrivent régulièrement comme l'un des résultats les plus précieux de la pratique régulière. Lorsque vous visualisez l'expérience intérieure d'un mouvement plutôt que de simplement l'exécuter mécaniquement, le système nerveux s'engage plus complètement, les schémas de recrutement musculaire s'améliorent, et les effets calmants de la pratique s'approfondissent significativement.

Les trois pratiques de visualisation suivantes sont conçues pour être utilisées pendant ou immédiatement après vos séances de mouvement régulières. Elles ne nécessitent pas de temps supplémentaire ni de capacité spéciale. Elles ne nécessitent que de l'attention.

Pratique de visualisation 1 : La Rivière chaude

Utilisez cela pendant les Mains nuageuses ou tout mouvement fluide des bras.

À mesure que vos bras se déplacent à travers leurs arcs circulaires, imaginez que vos mains se déplacent à travers une rivière chaude et à écoulement lent. Sentez la douce résistance de l'eau, non pas comme un obstacle mais comme une substance qui donne à votre mouvement profondeur et texture. Remarquez comment imaginer cette résistance ralentit légèrement le mouvement et approfondit la qualité du trajet du bras à travers l'espace. Laissez la chaleur de l'eau imaginée se répandre des mains vers les poignets, les avant-bras et les épaules. Restez avec cette image pendant quatre à six cycles complets de mouvement.

Pratique de visualisation 2 : L'Arbre enraciné

Utilisez cela pendant le Coq doré ou tout travail d'équilibre sur une seule jambe.

Avant et pendant la position d'équilibre tenue, fermez les yeux pendant un cycle de respiration et imaginez que votre pied ancré a des racines qui s'étendent vers le bas à travers le sol, à travers les fondations du bâtiment, et profondément dans la terre en dessous. Sentez la stabilité qui vient d'imaginer cet ancrage. Remarquez comment la qualité de l'équilibre change lorsque le système nerveux reçoit cette image mentale spécifique d'ancrage. Plus l'image est vivante et spécifique, plus le corps répond.

Pratique de visualisation 3 : Se mouvoir à travers la lumière

Utilisez cela comme pratique de clôture à la fin de toute séance.

À la fin de votre séance, laissez les mains reposer dans le giron et fermez les yeux. Faites trois cycles lents de respiration. À chaque inspiration, imaginez attirer une lumière claire et brillante dans le corps à travers le sommet du crâne. À chaque expiration, imaginez cette lumière se répandant à travers la poitrine, les bras, la région lombaire, les jambes, jusqu'aux pieds. Après trois cycles, asseyez-vous simplement dans la qualité de présence illuminée et relâchée pendant trente à soixante secondes avant d'ouvrir les yeux.

Les élèves qui pratiquent régulièrement cette visualisation de clôture rapportent qu'elle étend les effets calmants de la séance de façon significative dans les heures qui suivent, et qu'au fil de plusieurs semaines, elle commence à produire une qualité de base de clarté mentale qui persiste tout au long de la journée.

8.4 Évaluer vos progrès

Regarder en arrière avec des yeux clairs

Prenons un moment pour regarder en arrière. Soyez honnête avec vous-même, non pas critique, simplement honnête. Pensez à ce premier jour. Comment se sentaient vos épaules alors par rapport à maintenant ? Pouvez-vous attraper une tasse à café avec un peu moins de raideur ? Ce sont ces petites victoires que nous comptabilisons.

Lisez les domaines de réflexion suivants et prenez quelques minutes, mentalement ou par écrit, pour noter vos réponses honnêtes.

Mobilité physique. Repensez au Jour 1, quand vous vous êtes assis dans votre chaise de pratique pour la première fois et avez tenté les Balancements des bras du Chapitre 3. Comment se sentaient vos épaules alors ? Comment se sentent-elles maintenant ? Pouvez-vous lever les bras à la hauteur des épaules avec plus de facilité ? L'amplitude de l'Extension latérale a-t-elle augmenté ? La Flexion avant en position assise est-elle plus profonde qu'en Semaine 1 ?

Vous n'avez pas besoin de mesurer ces changements avec précision. Observez-les simplement. De nombreux élèves trouvent que les améliorations sont les plus visibles dans les activités en dehors de la pratique : atteindre quelque chose sur une étagère haute sans hésitation, se retourner pour regarder derrière soi sans raideur, se lever d'une chaise avec notablement moins d'effort qu'il y a quatre semaines.

Équilibre et coordination. La tenue du Coq doré est-elle devenue plus stable au cours de la semaine ? La Marche de Tai Chi en chaise semble-t-elle plus naturellement coordonnée ? Avez-vous remarqué un changement dans la façon dont vous naviguez les situations quotidiennes qui nécessitent de l'équilibre, comme enjamber un seuil, marcher sur un terrain inégal, ou déplacer votre poids pour atteindre quelque chose ?

Respiration et relaxation. La respiration diaphragmatique semble-t-elle naturelle maintenant, ou nécessite-t-elle encore un effort conscient ? Avez-vous remarqué un changement dans votre niveau général de stress, la qualité de votre sommeil ou la capacité à vous calmer dans les moments d'anxiété ? Y a-t-il eu des moments pendant la journée, en dehors de la pratique, où vous vous êtes remarqué à respirer plus lentement et plus pleinement qu'avant ?

Clarté mentale. De nombreux élèves remarquent cette dimension des progrès avant de remarquer les changements physiques. Votre concentration s'est-elle améliorée ? Ressentez-vous une qualité plus nette d'alerte mentale dans les heures qui suivent votre pratique matinale ? Avez-vous remarqué un changement dans la mémoire, l'humeur ou le sentiment général de facilité cognitive que portent vos journées ?

Ce que vous souhaitez continuer. La Semaine 4 se termine mais votre pratique n'a pas à le faire. Quels mouvements sont devenus genuinement agréables ? Quels bénéfices comptent le plus pour vous personnellement ? Les réponses à ces questions sont le matériau brut à partir duquel votre pratique continue, après le programme, sera façonnée.

Prenez votre temps avec cette réflexion. Ce que vous trouvez ici n'est pas un rapport sur votre adéquation. C'est une carte de progrès genuins et mérités, et le début de la compréhension de ce que cette pratique est en train de devenir pour vous.

Chapitre 9: Le Tai Chi en chaise pour des besoins de santé spécifiques

Un programme de quatre semaines de Tai Chi en chaise produit des bénéfices généraux pour la santé qui serviront presque tout senior qui le termine. Mais la pratique est également suffisamment flexible pour être adaptée spécifiquement à des conditions de santé particulières avec lesquelles de nombreux adultes âgés vivent chaque jour. Ce chapitre aborde trois des plus courantes : l'arthrite, les préoccupations de santé cardiovasculaire et les défis cognitifs. Chaque section offre des conseils ciblés sur les mouvements à privilégier, comment les adapter pour la condition en question, et ce que la recherche et les preuves cliniques disent sur les bénéfices spécifiques disponibles.

Si vous vivez avec l'une de ces conditions, ce chapitre n'est pas une consultation médicale. C'est un complément à vos soins médicaux, vous offrant des informations que vous pouvez apporter à votre équipe soignante et des outils de mouvement qui complètent plutôt que remplacent le traitement professionnel.

9.1 Pour soulager l'arthrite

Comprendre la relation entre l'arthrite et le mouvement

L'arthrite n'est pas une condition unique mais une famille de conditions. L'arthrose, la forme la plus courante chez les adultes âgés, implique l'usure progressive du cartilage articulaire, entraînant douleur, raideur et réduction de l'amplitude de mouvement, principalement dans les genoux, les hanches, les mains et la colonne. La polyarthrite rhumatoïde est une condition auto-immune qui produit une inflammation dans la membrane articulaire, affectant les articulations dans tout le corps et créant des périodes de poussées douloureuses alternant avec une relative rémission.

Dans les deux formes, l'instinct est souvent de protéger l'articulation douloureuse en la bougeant moins. Cet instinct est compréhensible mais contre-productif à long terme. Les articulations ont besoin de mouvement pour maintenir la distribution du liquide synovial, le lubrifiant naturel de l'articulation. Elles ont besoin de la charge douce du mouvement pour stimuler les cellules du cartilage qui maintiennent la surface articulaire. Et les muscles autour de l'articulation, lorsqu'ils s'affaiblissent par manque d'utilisation, fournissent moins de soutien à l'articulation, qui subit alors plus de stress à chaque mouvement. L'immobilité nourrit la douleur de l'arthrite plutôt que de la soulager.

Le Tai Chi en chaise aborde ce cycle directement. Ses mouvements sont suffisamment lents pour éviter le stress inflammatoire, suffisamment variés pour emmener chaque articulation à travers son amplitude naturelle, et suffisamment constants pour maintenir les bénéfices pour la santé articulaire que seul le mouvement régulier peut fournir.

Mouvements les plus bénéfiques pour l'arthrite

Les **Cercles des bras en position assise** sont parmi les exercices les plus ciblés disponibles pour l'arthrose de l'épaule et du coude. Avec les deux bras levés à une hauteur confortable, faites de lents petits cercles dans le plan horizontal, comme si vous remuiez doucement quelque chose. Commencez avec des cercles pas plus grands qu'une balle de tennis et élargissez progressivement jusqu'à la taille d'une assiette à mesure que l'articulation se réchauffe. Le mouvement rotationnel distribue le liquide synovial dans toute la cavité de l'épaule, réduisant la raideur qui culmine après les périodes de repos.

Les **Flexions et cercles du poignet** de l'échauffement du Chapitre 5 sont particulièrement précieux pour l'arthrose de la main et du poignet, l'une des formes d'arthrite les plus limitantes fonctionnellement pour les adultes âgés. Effectués deux fois par jour, avant et après la séance principale de pratique, ils réduisent significativement la raideur matinale sur deux à trois semaines de pratique régulière.

Les **Élévations du genou en position assise** du Chapitre 4, effectuées à une petite amplitude confortable, maintiennent la force du quadriceps qui protège l'articulation du genou de l'usure qui se produit lorsque les muscles sont faibles. La clé pour l'arthrose du genou est de maintenir l'amplitude strictement dans la zone sans douleur. Tout mouvement qui produit une douleur articulaire vive ou aggravante doit être réduit en amplitude ou arrêté jusqu'à ce que l'articulation soit évaluée.

Les **Mains nuageuses** du Chapitre 7 fournissent un mouvement continu et fluide à travers les articulations de l'épaule, du coude et du poignet simultanément, en faisant l'un des outils de gestion de l'arthrite les plus efficaces de tout le programme.

Une élève âgée dans l'une de mes classes en communauté de retraite gérait une arthrose sévère des mains depuis onze ans quand elle a rejoint le programme de Tai Chi en chaise. Son rhumatologue lui avait dit de continuer à bouger les mains mais elle avait trouvé la plupart des exercices pour les mains trop douloureux ou trop ennuyeux à maintenir. Après six semaines de pratique quotidienne incluant les Flexions du poignet et les Mains nuageuses, elle a rapporté une réduction significative de la raideur matinale, d'environ quatre-vingt-dix minutes à moins de trente, et sa force de préhension s'est améliorée de façon mesurable à son prochain rendez-vous d'ergothérapie. Son thérapeute a incorporé le Tai Chi en chaise dans son plan de traitement formel en conséquence.

Une note sur les jours de poussée

Les jours où les symptômes d'arthrite sont fortement aggravés, ne forcez pas à travers la pratique à l'intensité normale. À la place, effectuez seulement la Vérification de respiration et posture du Chapitre 5 et les pratiques de visualisation du Chapitre 8. L'activation parasympathique de la respiration lente réduit l'inflammation systémique au niveau hormonal et offre un soulagement significatif même lorsque le mouvement physique n'est pas approprié. La pratique continue les jours de poussée. Elle prend simplement une forme différente.

9.2 Pour la santé cardiaque et la circulation

Le Tai Chi comme médecine cardiovasculaire

Les preuves soutenant le Tai Chi comme pratique bénéfique pour la santé cardiovasculaire sont parmi les plus solides dans tout le domaine de la médecine intégrative. Une revue systématique complète de 2021 publiée dans l'*European Journal of Preventive Cardiology* a trouvé que la pratique régulière du Tai Chi était associée à des réductions significatives de la pression artérielle systolique et diastolique, des réductions de la fréquence cardiaque au repos, des améliorations de la variabilité de la fréquence cardiaque, et des marqueurs réduits d'inflammation systémique, tous indépendants des autres facteurs de mode de vie.

Le Tai Chi en chaise bénéficie spécifiquement à la santé cardiovasculaire à travers trois mécanismes principaux. Premièrement, le mouvement continu de faible intensité maintient un niveau élevé de circulation périphérique par rapport au repos complet, stimulant le flux sanguin vers les extrémités et réduisant la stase veineuse qui contribue aux chevilles gonflées, aux pieds froids et à l'inconfort circulatoire courant chez les adultes âgés sédentaires.

Deuxièmement, la respiration diaphragmatique pratiquée à chaque séance fonctionne comme une pompe cardiovasculaire auxiliaire. Chaque cycle de respiration complet crée des changements de pression intrathoracique qui aident le retour du sang vers le cœur. Sur une séance de dix minutes, cet effet est cumulatif et significatif, particulièrement pour ceux avec un débit cardiaque réduit par les changements liés à l'âge ou une légère insuffisance cardiaque.

Troisièmement, l'activation constante du système nerveux parasympathique à travers la respiration et le mouvement conscient contrecarre directement le tonus sympathique élevé, la réponse au stress chronique de bas grade, qui est l'un des principaux moteurs de l'hypertension et des maladies cardiovasculaires chez les adultes âgés.

Mouvements les plus bénéfiques pour la santé cardiovasculaire

Les **Élévations et flexions de jambe en position assise** sont l'un des exercices de circulation les plus efficaces disponibles pour les membres inférieurs. Assis droit, recourbez lentement le talon droit vers l'arrière en direction du pied de la chaise en fléchissant le genou, puis redressez et répétez du côté gauche. La contraction et le relâchement alternants des muscles ischio-jambiers agissent comme une pompe musculaire pour le retour veineux du sang depuis les jambes inférieures, abordant directement la stase circulatoire qui contribue aux varices, au gonflement des jambes et à l'inconfort de l'artériopathie périphérique. Effectuez dix à quinze flexions alternantes lentes en ajout à l'échauffement régulier.

Les **Mouvements de bras du Chapitre 7** engagent les grands groupes musculaires de la ceinture scapulaire et du haut du dos dans un mouvement lent et répétitif qui maintient une élévation douce mais soutenue de la fréquence cardiaque et améliore significativement la circulation de la partie supérieure du corps.

La **Poussée de Tai Chi** des Chapitres 4 et 8 engage à la fois les phases de poussée et de retour pour travailler les muscles pectoraux et du dos de l'épaule dans une alternance douce et rythmique qui soutient la circulation tout en restant bien dans la zone de confort cardiovasculaire même de ceux ayant des limitations cardiaques significatives.

Les **pratiques de respiration complète**, en particulier le rapport expiration-inspiration de trois pour un décrit au Chapitre 3, réduisent la pression artérielle de façon mesurable pendant la pratique et ont montré dans de multiples études produire des réductions durables de la pression artérielle au repos chez les adultes âgés qui pratiquent régulièrement sur huit à douze semaines.

Une institutrice à la retraite au milieu de la soixante-dizaine a assisté à son premier cours de Tai Chi en chaise sur la suggestion de son cardiologue après un léger événement cardiaque. Elle a commencé avec les mouvements les plus simples, Balancements des bras et respiration lente, pratiqués quotidiennement pendant douze minutes chaque matin. À son suivi cardiaque à trois mois, sa pression artérielle au repos était passée d'une moyenne de 148/92 à 131/81, une réduction que son cardiologue a décrite comme cliniquement significative. Elle a continué la pratique et maintenu cette amélioration à son suivi à six mois.

Travailler dans les limites cardiaques

Si vous avez une condition cardiaque diagnostiquée, travaillez en étroite collaboration avec votre cardiologue ou équipe de réhabilitation cardiaque lorsque vous utilisez ce programme. La plupart des patients cardiaques peuvent pratiquer le Tai Chi en chaise en toute sécurité à toutes les étapes de la récupération, mais les recommandations spécifiques d'intensité de mouvement peuvent devoir être individualisées. Le niveau d'effort perçu doit rester faible tout au long. Aucun mouvement dans ce programme ne devrait causer un essoufflement, un inconfort thoracique ou des palpitations. Si l'un de ces symptômes survient, arrêtez immédiatement et contactez votre professionnel de santé.

9.3 Pour le déclin cognitif et la santé cérébrale

Pourquoi le Tai Chi est uniquement positionné pour aider

La plupart des exercices aident le cerveau d'une façon : ils font circuler plus de sang. C'est précieux, mais le Tai Chi fait quelque chose de plus. Le Tai Chi offre ce bénéfice et plusieurs autres simultanément, ce qui explique pourquoi il se distingue de pratiquement toute autre pratique de mouvement dans ses effets démontrés sur la cognition.

Une étude de référence financée par le NIA publiée dans les *Annals of Internal Medicine* a étudié 304 adultes âgés de 65 ans et plus avec une déficience cognitive légère sur six mois de pratique régulière de Tai Chi. Le groupe de Tai Chi traditionnel a augmenté les scores aux tests cognitifs de 1,5 point par rapport à un groupe de contrôle d'étirement uniquement. Une version cognitivement améliorée du Tai Chi, qui ajoutait des défis mentaux pendant le mouvement, a augmenté les scores de presque trois points, une amélioration cliniquement significative qu'aucune intervention pharmaceutique pour la déficience cognitive légère n'a constamment égalée.

Une revue systématique dans *BMC Geriatrics* a confirmé que la pratique du Tai Chi couvrant douze semaines à un an produisait des améliorations petites à modérées mais cliniquement pertinentes du fonctionnement cognitif global chez les personnes âgées présentant une déficience cognitive, par rapport aux groupes de contrôle aussi bien sans intervention qu'actifs. Des recherches supplémentaires publiées dans *JAMA Network Open* ont trouvé que le Tai Chi surpassait la marche de fitness pour améliorer la fonction cognitive globale chez les adultes âgés avec une déficience cognitive légère sur trente-six semaines de pratique.

Les raisons sont physiologiques et neurologiques simultanément. Le Tai Chi augmente le flux sanguin cérébral à travers son composant aérobie. Il a été démontré dans des études de neuroimagerie qu'il renforce l'hippocampe, la région du cerveau la plus critique pour la formation de la mémoire et la plus vulnérable à la dégénérescence liée à Alzheimer. Il active le cortex préfrontal à travers les exigences d'apprentissage, de séquençage et de mémorisation des schémas de mouvement. Et la coordination bilatérale et croisée qui définit des mouvements comme les Mains nuageuses et la Marche de Tai Chi en chaise stimule directement le corps calleux, le pont neural entre les hémisphères du cerveau dont la santé est fortement associée à la résilience cognitive dans la vieillesse.

Il est important de noter que le Tai Chi en chaise aborde ces mécanismes même dans sa forme la plus douce et la plus accessible. Les bénéfices cérébraux ne nécessitent pas une intensité aérobie vigoureuse. Ils nécessitent un engagement régulier de mouvement, de respiration, d'attention et de mémoire, tout ce qui est intégré dans chaque séance de ce programme dès la Semaine 1.

Comment les défis cognitifs changent la pratique

Les seniors vivant avec un déclin cognitif vont de ceux qui ont de légères plaintes de mémoire mais sont par ailleurs totalement indépendants à ceux qui ont une démence modérée nécessitant un soutien quotidien significatif. Le Tai Chi en chaise peut être adapté de façon significative à tout ce spectre, bien que l'adaptation soit assez différente à chaque niveau.

Pour ceux ayant une **déficience cognitive légère**, le programme standard de quatre semaines de ce livre est approprié avec une modification minimale. L'adaptation principale est de réduire la complexité des instructions de mouvement à plusieurs étapes pendant la phase d'apprentissage et d'utiliser plus de répétition avant d'introduire de nouveaux mouvements. Établir un environnement de pratique quotidien complètement cohérent, la même chaise, le même espace, la même heure, la même séquence d'ouverture respiratoire, est particulièrement important, car les repères environnementaux compensent la fiabilité réduite de la mémoire prospective dans la déficience légère.

Pour ceux ayant des **défis cognitifs modérés**, simplifiez la pratique à trois ou quatre mouvements centraux plutôt qu'au répertoire complet, et utilisez des repères verbaux cohérents qui restent identiques de séance en séance. L'objectif n'est pas la variété ou la progression mais la répétition quotidienne fiable d'un petit nombre de mouvements connus que le cerveau et le corps peuvent accomplir sans la charge cognitive d'apprendre quelque chose de nouveau. Les Mains nuageuses, la Vérification de respiration et posture, les Balancements des bras et la visualisation de clôture du Chapitre 8 forment une excellente pratique simplifiée pour cette population.

Pour ceux aux **premiers stades de démence**, la pratique devrait être guidée par un aidant ou un membre de la famille plutôt qu'auto-dirigée. Les recherches du Dr Paul Lam à l'Institut Tai Chi pour la Santé ont développé des protocoles spécifiques pour les populations Alzheimer et démence, et son principe est directement applicable ici : l'objectif est du temps de qualité dans le mouvement et la respiration, pas la performance de formes spécifiques. Tout mouvement que la personne peut faire avec un certain degré d'attention et de conscience respiratoire constitue une pratique valide et bénéfique.

Mouvements les plus bénéfiques pour la santé cognitive

Les **Mains nuageuses du Chapitre 7** sont le mouvement cognitivement le plus exigeant de ce programme. Elles nécessitent la gestion simultanée de deux membres se déplaçant de façon indépendante, la coordination de la rotation corporelle avec le mouvement des bras, et le maintien d'un rythme fluide, tout en suivant la respiration. La demande de coordination bilatérale est précisément le type de défi neural que les chercheurs ont identifié comme le plus bénéfique pour préserver et améliorer la fonction cognitive. Pratiquez les Mains nuageuses aussi longtemps que cela semble confortable à chaque séance. Pour les bénéfices de santé cognitive, plus de répétitions de Mains nuageuses ont plus de valeur qu'une plus grande variété de mouvements de plus courte durée.

La **Marche de Tai Chi en chaise du Chapitre 4** entraîne les voies neurales croisées à travers la coordination alternante bras opposé-jambe opposée. C'est le même type de schémas bilatéraux utilisés dans les programmes de recherche de Tai Chi cognitivement amélioré et a été directement associé dans des études à une meilleure performance en double tâche, la capacité à gérer deux tâches mentales ou physiques simultanément, qui est l'une des fonctions cognitives qui décline le plus tôt et de la façon la plus fonctionnellement perturbatrice dans le vieillissement normal et la déficience cognitive légère.

Le **Balayage du genou du Chapitre 7** ajoute la demande cognitive du séquençage, la nécessité de se souvenir quelle main balaie et laquelle pousse, et quel côté vient ensuite, en faisant un exercice utile de mémoire de travail intégré dans la pratique physique.

Ajouter des défis cognitifs à tout mouvement est une technique directement soutenue par la recherche financée par le NIA. Pendant toute séquence de mouvement soutenu, un aidant, un partenaire de pratique ou le praticien lui-même peut introduire de simples tâches mentales concurrentes pour élever l'effet d'entraînement cognitif :

- Comptez à rebours depuis vingt de deux en deux pendant les Mains nuageuses
- Nommez un fruit, un légume ou un animal à chaque pas alternant de la Marche de Tai Chi en chaise
- Épeler un mot de quatre ou cinq lettres à haute voix, une lettre par cycle de respiration, pendant les Balancements des bras
- Rappeler un souvenir spécifique, le visage d'une personne, un lieu du passé, et le décrire mentalement en détail pendant la visualisation de clôture

Ces ajouts ne compliquent pas la pratique physique. Ils la superposent avec exactement le type de demande neurale à double tâche que la recherche a montré produire les améliorations cognitives les plus significatives.

La dimension émotionnelle du déclin cognitif

Le déclin cognitif porte un poids émotionnel qui doit être reconnu honnêtement dans tout guide qui l'aborde. La peur d'un déclin ultérieur, le deuil des capacités perdues, la frustration face à l'incohérence de la mémoire, et l'isolement social qui accompagne souvent les défis cognitifs ne sont pas des préoccupations périphériques. Ils sont au cœur de l'expérience de vivre avec un déclin cognitif, et ce sont des dimensions de la santé que le Tai Chi en chaise aborde aux côtés des aspects neurologiques.

La qualité calmante et rythmique de la pratique régulière réduit régulièrement l'anxiété et l'agitation dans les populations cognitivement déficientes, y compris celles avec une démence modérée. L'engagement physique fournit une source fiable de bien-être incarné les jours où la mémoire et la cognition sont peu fiables. Et l'expérience sociale de pratiquer avec un aidant, un membre de la famille ou un groupe offre le type d'engagement relationnel positif que les neuroscientifiques reconnaissent maintenant comme l'un des facteurs protecteurs les plus puissants contre la détérioration cognitive disponibles pour les adultes âgés.

Une aidante dont le mari a été diagnostiqué avec la maladie d'Alzheimer à ses stades précoces a commencé à pratiquer le Tai Chi en chaise avec lui, trois matins par semaine comme activité partagée. Elle a rapporté qu'en deux mois son agitation en fin de matinée, un symptôme courant dans l'Alzheimer précoce, s'était notablement réduite les jours de pratique. Son neurologue a noté que son engagement et sa réactivité lors des consultations étaient visiblement différents. Elle a continué la pratique et l'a décrite comme la partie la plus constamment positive de leur journée ensemble.

Notes pratiques pour les aidants et les membres de la famille

Si vous soutenez un senior avec des défis cognitifs à travers ce programme, les principes suivants vous aideront à rendre la pratique durable et genuinement bénéfique :

- **Maintenez chaque séance identique dans sa structure.** La vérification respiratoire d'ouverture, les deux ou trois mêmes mouvements, et la visualisation de clôture, dans le même ordre, à chaque fois. La prévisibilité n'est pas de la monotonie pour quelqu'un avec une déficience cognitive. C'est la sécurité.
- **Utilisez des repères verbaux calmes et cohérents.** Parlez lentement, utilisez les mêmes mots pour les mêmes mouvements à chaque séance, et accordez des pauses plus longues après les instructions. La vitesse de traitement cognitif est réduite dans la déficience et la pratique ne devrait jamais sembler précipitée.
- **Suivez le rythme de la personne pour la durée.** Dix minutes est un guide, pas une règle. Certaines séances seront de quatre minutes. Certaines, lors de journées particulièrement bonnes, peuvent s'étendre à quinze. Laissez l'engagement et le confort définir le rythme plutôt que l'horloge.
- **Célébrez chaque séance.** Non pas la performance, non pas la forme correcte, non pas l'amélioration mesurable. Simplement le fait de se présenter, de respirer et de bouger ensemble. C'est tout l'objectif, et c'est plus que suffisant.

Chapitre 10: Poursuivre votre chemin avec le Tai Chi en chaise

Vous avez terminé le programme de quatre semaines. Les mouvements qui étaient nouveaux sont maintenant connus. L'habitude qui était fragile est maintenant établie. Le corps qui est arrivé à cette pratique il y a quatre semaines n'est pas tout à fait le même corps qui est arrivé à ce dernier chapitre.

Ce qui vient ensuite est entièrement à vous de définir. Ce chapitre offre des conseils pour la voie à suivre, spécifiques, pratiques et ancrés dans le même respect pour là où vous en êtes réellement qui a guidé chaque page de ce livre.

10.1 Intégrer le Tai Chi dans la vie quotidienne

Du programme à la pratique

La transition la plus importante dans tout parcours de bien-être est celle qui va de suivre un programme structuré à maintenir une pratique organique et auto-dirigée. Les programmes ont des débuts et des fins. Les pratiques n'en ont pas. Une pratique est simplement quelque chose que vous faites parce que cela fait partie de la façon dont vous vivez, aussi naturel et inconditionnel que manger ou dormir.

Y arriver nécessite un changement dans la façon dont vous pensez au Tai Chi en chaise. Plutôt que quelque chose que vous faites pendant trente jours et que vous évaluez ensuite, il devient quelque chose que vous faites de la façon dont vous buvez votre thé du matin ou appelez un ami le dimanche après-midi, habituellement, confortablement, sans avoir besoin de décider de le faire à chaque fois.

Les stratégies pratiques suivantes vous aideront à faire cette transition.

Ancrez à une habitude existante. La façon la plus fiable de maintenir tout nouveau comportement est de l'attacher à un qui est déjà automatique. Pratiquez le Tai Chi en chaise immédiatement après votre café du matin, ou immédiatement avant votre repos de l'après-midi, ou dans les dix premières minutes après le dîner. Laissez l'habitude existante entraîner la nouvelle.

Gardez votre chaise en place. Le repère physique de votre chaise de pratique à son emplacement désigné est un motivateur plus puissant que n'importe quelle intention. Quand la chaise est visible et prête, la pratique semble accessible. Quand vous devez la mettre en place, la friction de la préparation devient une raison de ne pas commencer.

Utilisez les mouvements en dehors de la pratique formelle. Les Mains nuageuses peuvent être pratiquées à une table à manger pendant qu'une bouilloire chauffe. Les cercles de poignet peuvent être faits pendant toute période de repos assis. La Vérification de respiration et posture peut être utilisée à tout moment pendant la journée lorsque le stress ou l'inconfort surgit. Le Tai Chi n'est pas seulement une pratique que vous faites dans une séance dédiée. C'est un vocabulaire de mouvement et de respiration qui peut être tissé à travers tout le tissu de votre journée.

Établissez un minimum. Les jours difficiles, quand l'énergie est basse ou que la motivation s'est temporairement retirée, engagez-vous pour un minimum de trois minutes plutôt que les dix complets. Trois minutes de respiration et de simples mouvements des bras n'est pas la pratique complète, mais maintient l'habitude neurologique et garde la chaîne de jours de pratique consécutifs intacte. Plus souvent qu'autrement, trois minutes mènent à dix.

10.2 Maintenir la motivation

La réalité honnête de la pratique à long terme

Personne ne maintient aucune pratique avec un enthousiasme égal à travers les semaines, les mois et les années. La motivation fluctue. La vie intervient. Il y aura des jours où dix minutes semblent trop, des semaines où la maladie, les voyages ou les circonstances difficiles rompent la routine, et des moments où vous ne vous souvenez genuinement pas pourquoi vous avez commencé.

Ce ne sont pas des échecs de caractère. Ce sont les rythmes normaux d'une vie humaine. Les seniors qui maintiennent le Tai Chi en chaise pendant des années ne sont pas ceux qui se sentent constamment motivés. Ce sont ceux qui ont développé des stratégies pratiques pour revenir à la pratique après qu'elle a faibli, sans autojugement et sans avoir besoin de recommencer depuis le début.

Suivez votre pratique avec un simple journal. Un petit carnet gardé près de la chaise de pratique, utilisé pour rien de plus qu'une date et une phrase après chaque séance, « Étais raide mais j'ai terminé » ou « Bonne séance, épaule plus détendue aujourd'hui », crée un registre visible d'effort qui devient genuinement motivant avec le temps. Regarder en arrière trente ou soixante entrées et voir la cohérence accumulée est plus motivant que tout encouragement externe.

Connectez-vous avec les autres. Des cours de Tai Chi en chaise sont disponibles dans la plupart des communautés à travers les centres communautaires, les YMCAs, les services de récréation et de nombreux programmes de bien-être hospitaliers. Pratiquer avec les autres ajoute une connexion sociale, une responsabilisation et le plaisir spécifique de se déplacer en rythme synchronisé avec d'autres personnes, une expérience qui produit des augmentations mesurables de l'hormone de liaison oxytocine et améliore significativement le plaisir et la rétention de la pratique.

Célébrez les victoires non liées à la performance. Une victoire dans cette pratique n'est pas un nouveau record de souplesse ni une posture d'équilibre impressionnamment tenue. Une victoire, c'est de se présenter un jour où vous n'en aviez pas envie. Une victoire, c'est remarquer que vous avez mieux dormi. Une victoire, c'est le commentaire d'un membre de la famille que vous semblez plus détendu dernièrement. Honorez-les. Ce sont la vraie monnaie du progrès dans le Tai Chi en chaise.

Rafraîchissez la pratique périodiquement. Après plusieurs mois, si la pratique commence à sembler trop routinière, ajoutez un nouveau mouvement ou une nouvelle séquence, explorez une vidéo de Tai Chi différente en ligne, assistez à un cours communautaire, ou revisitez un chapitre antérieur de ce livre avec des yeux frais. La pratique a plus de profondeur que tout programme ne peut entièrement couvrir. Il y a toujours quelque part de nouveau où aller en elle.

Une femme de 78 ans qui pratique le Tai Chi en chaise depuis quatre ans m'a dit récemment que la pratique était devenue, en ses propres mots, « la chose la plus fiable dans ma vie ». Non pas parce qu'elle était toujours agréable, mais parce qu'elle était toujours là, accessible, sans jugement, et genuinement réactive à comment elle se sentait un jour donné. Elle avait manqué des semaines pendant une maladie, voyagé des mois sans chaise formelle, et traversé des périodes de deuil qui rendaient toute pratique physique sans signification. Chaque fois qu'elle revenait, la pratique la recevait exactement telle qu'elle était, et lui redonnait, petit à petit, la stabilité sur laquelle elle en était venue à compter.

10.3 Suivre ses progrès et célébrer les étapes

Rendre le progrès visible

Le progrès dans le Tai Chi en chaise est souvent suffisamment graduel pour qu'il soit difficile à percevoir depuis l'intérieur de l'expérience. C'est en partie parce que la pratique vous rejoint là où vous en êtes et s'améliore à partir de là, de sorte que la base se déplace avec l'amélioration et l'écart entre la capacité actuelle et passée devient invisible. Suivre les progrès crée l'enregistrement externe qui rend l'écart à nouveau visible et fournit l'encouragement que l'expérience subjective ne peut parfois pas.

L'approche de suivi simple suivante ne nécessite aucun outil spécial, seulement le petit journal décrit dans la section précédente.

Notes physiques hebdomadaires. À la fin de chaque semaine, prenez deux minutes pour écrire trois brèves observations sur les changements physiques. Notez une chose qui semble plus facile que la semaine précédente. Notez un mouvement qui s'est amélioré en amplitude ou en fluidité. Notez un domaine d'inconfort chronique qui a changé, soit qu'il a diminué soit qu'il est simplement devenu plus gérable.

Vérifications mensuelles de mobilité. Une fois par mois, effectuez les auto-évaluations simples suivantes et notez les résultats. Quelle hauteur pouvez-vous lever les bras sans inconfort ? Jusqu'où pouvez-vous tourner la tête de chaque côté ? Combien de secondes pouvez-vous tenir la position du Coq doré de chaque côté ? Pouvez-vous atteindre les mains plus loin vers l'avant dans la Flexion avant en position assise que le mois dernier ? Ce ne sont pas des compétitions. Ce sont des repères qui rendent visible le progrès invisible.

Suivi des jours de pratique consécutifs. Marquez chaque jour de pratique sur un simple calendrier. Le schéma visuel de jours marqués consécutivement est l'un des motivateurs les plus puissants disponibles, et le fort désir de ne pas briser une série une fois établie est un phénomène psychologique bien documenté qui fonctionne de façon fiable en faveur d'une pratique régulière.

Célébration des étapes. Marquez des étapes spécifiques avec une vraie reconnaissance. Terminer le programme de quatre semaines est une étape qui mérite d'être célébrée. Atteindre trente jours de pratique consécutifs est une réalisation significative. Remarquer une amélioration physique spécifique, dormir toute la nuit pour la première fois depuis des mois, marcher jusqu'à la boîte aux lettres sans douleur à la hanche, se retourner pour regarder par-dessus son épaule sans raideur, ce sont les étapes qui comptent le plus, et elles méritent d'être reconnues avec la même chaleur que vous offririez à un ami qui aurait accompli quelque chose de significatif.

Parce qu'elles le sont. L'engagement que vous avez pris envers votre propre santé et bien-être au cours de ces quatre semaines est un acte de véritable respect de soi. Les améliorations que vous avez gagnées sont la réponse honnête du corps à ce respect.

La pratique continue

Il y a une dernière chose qui vaut la peine d'être dite alors que ce livre approche de sa fin.

Le Tai Chi en chaise a été pratiqué, sous diverses formes, pendant des siècles. Les principes sur lesquels il est construit, la coordination de la respiration et du mouvement, la culture d'une attention ancrée, la compréhension que lent n'est pas la même chose que faible et que doux n'est pas la même chose qu'inefficace, ne sont pas des tendances ou des solutions de bien-être temporaires. Ce sont des vérités profondes, éprouvées et transculturelles sur ce dont le corps et l'esprit humains ont besoin pour fonctionner bien tout au long de toute la longueur d'une vie.

Vous avez passé quatre semaines à toucher la surface de quelque chose de genuinement ancien et genuinement vivant. La pratique n'est pas complète à la fin de ce livre. Dans la tradition du Tai Chi, la pratique n'est jamais complète. Elle approfondit simplement, séance par séance, année après année, aussi longtemps que vous vous présentez pour elle.

Présentez-vous. Bougez doucement. Respirez pleinement. La pratique fera le reste.

Une petite demande

Si ce livre a fait une différence pour vous, même petite, envisageriez-vous de laisser un avis honnête sur Amazon ou sur le site où vous avez trouvé ce livre ?

En tant qu'auteur indépendant, je n'ai pas le budget marketing des grandes maisons d'édition. Les avis sont la façon dont les lecteurs découvrent des livres comme celui-ci. Vos commentaires aident vraiment ce travail à atteindre d'autres personnes qui en ont peut-être besoin.

Cela ne prend qu'une minute, et vos pensées honnêtes, positives ou critiques, sont genuinement appréciées.

Scannez le code QR ci-dessous avec votre téléphone pour laisser un avis sur Amazon

Merci de lire et de votre soutien.

Mot de cloture

Il y a quelque chose qui vaut la peine d'être nommé avant de fermer ce livre et de le poser sur l'étagère ou la table de nuit ou là où il a vécu près de votre chaise de pratique ces dernières semaines.

La plupart des gens qui prennent un livre de santé et bien-être lisent le premier chapitre, se sentent genuinement motivés, ont l'intention de revenir, et ne le font jamais. Vous n'avez pas fait cela. Vous vous êtes présenté. Jour après jour, dans une chaise dans quelle que soit la pièce que vous avez choisie, avec quel que soit le corps que vous avez apporté un matin donné, vous avez bougé. Vous avez respiré. Vous avez fait attention. Ce n'est pas une petite chose. Dans un monde qui récompense le dramatique et l'extrême, dix minutes tranquilles de mouvement doux et intentionnel chaque jour est un acte silencieusement radical.

Le Tai Chi en chaise ne promet pas de transformation du jour au lendemain. Il ne l'a jamais fait. Ce qu'il promet, et ce que des siècles de pratique et des décennies de recherche moderne ont confirmé, c'est ceci : le mouvement régulier, doux et conscient change le corps. Il change le système nerveux. Avec le temps, il change la façon dont vous habitez votre vie.

Vous avez peut-être commencé ce programme parce que votre équilibre était instable, ou vos articulations faisaient mal le matin, ou votre esprit se sentait plus brumeux qu'autrefois. Vous avez peut-être commencé parce que quelqu'un en qui vous avez confiance vous l'a suggéré, ou parce que quelque chose dans le Chapitre 1 semblait vrai d'une façon qui vous a donné envie d'essayer. Quoi que ce soit qui vous a amené ici, vous êtes resté. Et cela compte.

Ce que vous avez construit à travers ces dix chapitres n'est pas simplement un programme d'exercice de quatre semaines. Vous avez construit un vocabulaire de mouvement qui vous appartient maintenant. Les Balancements des bras, les Mains nuageuses, le Coq doré, la respiration lente et coordonnée qui accompagne chaque geste, ceux-ci sont vôtres. Ils vivent dans votre corps. Ils seront plus faciles à reprendre qu'ils n'ont été à apprendre, parce que le système nerveux retient ce qu'il a pratiqué, même à travers des semaines d'absence, même à travers la maladie ou les voyages ou les interruptions que la vie apporte sans demander la permission.

La pratique ne requiert pas que vous soyez bien. Elle ne requiert pas que vous soyez sans douleur, ou fort, ou souple, ou certain. Elle requiert seulement que vous vous asseyiez, preniez une respiration, et commenciez. Tout le reste suit de là.

Dans la tradition du Tai Chi, il y a un concept appelé l'esprit du débutant, la compréhension que les praticiens les plus expérimentés abordent leur pratique avec la même ouverture et curiosité que quelqu'un qui le fait pour la toute première fois. Non pas parce qu'ils n'ont rien appris, mais parce qu'ils comprennent que la pratique est toujours plus profonde que là où ils se trouvent actuellement en elle. Il y a toujours plus à découvrir dans la prochaine respiration, dans le prochain mouvement, dans les dix prochaines minutes tranquilles.

Vous n'avez pas fini. Vous commencez.

La chaise est prête. La respiration est disponible. La pratique attend, exactement là où vous l'avez laissée.

Revenez-y demain.

Avec gratitude pour le courage qu'il faut pour prendre soin de soi,

Votre instructeur de Tai Chi en chaise

Remerciements

Un livre sur la pratique de bouger ensemble ne pouvait pas avoir été écrit seul.

Ma plus profonde gratitude va aux centaines d'élèves que j'ai eu le privilège d'enseigner au cours de quinze ans dans des centres communautaires, des établissements de réhabilitation et des résidences médicalisées. Vous m'avez enseigné infiniment plus que je ne vous ai enseigné. Votre résilience, votre humour, votre volonté d'essayer quelque chose de nouveau dans les saisons les plus difficiles de vos vies a façonné chaque mot de ce programme. Ce livre existe grâce à ce que vous m'avez montré qui était possible.

Aux kinésithérapeutes, ergothérapeutes, médecins gériatres et professionnels de la santé qui ont généreusement partagé leur expertise clinique et fait suffisamment confiance à cette pratique pour la recommander à leurs patients, votre collaboration a rendu ce programme plus sûr, plus profond et plus efficace qu'il n'aurait jamais pu l'être sans vous.

À la communauté mondiale du Tai Chi dont la dévotion a préservé cet art à travers les générations, ce livre se tient sur vos épaules avec respect.

À mes collègues dans le bien-être des seniors qui ont offert encouragement tout au long de ce processus, votre soutien se reflète sur chaque page.

À mes propres maîtres qui ont pour la première fois placé ces mouvements dans mes mains, je porte toujours votre enseignement avec moi.

Merci. À vous tous.

--- Xian Ming

À propos de l'auteur

Xian Ming est un Instructeur certifié de Tai Chi et de Qi Gong avec un dévouement de toute une vie à un seul but : aider les adultes âgés à mieux bouger, à vivre plus librement, et à vieillir avec confiance et dignité.

Plus de quinze ans de pratique ont emmené Xian dans des centres communautaires, des communautés de retraite et des établissements de réhabilitation, travaillant directement avec des seniors naviguant l'arthrose, la douleur chronique, les problèmes d'équilibre, l'anxiété et le déclin cognitif léger. Cette profondeur d'expérience du monde réel façonne chaque page de ce livre.

Xian travaille en étroite collaboration avec des kinésithérapeutes, des ergothérapeutes et des professionnels de la santé gériatrique pour s'assurer que chaque programme de mouvement répond aux normes les plus élevées de sécurité et de pertinence clinique pour les adultes âgés. Cette approche interdisciplinaire a fait des programmes de Tai Chi et de Qi Gong en chaise de Xian parmi les plus reconnus dans les milieux de bien-être pour seniors.

Mais au-delà des qualifications, ce qui définit l'enseignement de Xian est quelque chose de plus simple : une croyance genuinement profonde que chaque corps, à tout âge, mérite une pratique qui le reçoit avec patience, respect et bienveillance.

Bonus : Guide de référence rapide quotidien de 10 minutes

N'hésitez pas à photocopier ou imprimer ces pages, à les prendre en photo avec votre smartphone, ou simplement à laisser le livre ouvert près de votre chaise. Ainsi, vous pourrez avancer en continu dans vos séances quotidiennes de 10 minutes sans jamais avoir besoin d'interrompre votre concentration pour tourner les pages.

Comment utiliser ce guide (règle de démarrage rapide)

Pour obtenir les meilleurs résultats : un meilleur équilibre, moins de raideur et un esprit plus clair, la régularité est essentielle. Voici votre feuille de route simple :

- **Fréquence : 5 jours par semaine.** Vous n'avez pas besoin de pratiquer tous les jours.
- **Jours de repos : 2 jours de congé.** Prenez-les quand votre corps en a besoin (par exemple, reposez-vous le week-end, ou tous les trois jours). Écoutez vos articulations.
- **Durée : 10 minutes par jour.** Ne vous précipitez pas. Si vous bougez lentement et que cela prend 12 minutes, c'est parfait.
- **Meilleur moment pour pratiquer : En milieu de matinée (9h00 à 11h00).** Cela permet à votre corps d'éliminer la raideur matinale avant que vous ne vous fatiguiez. *(Si vous préférez les soirées, pratiquez 1 heure avant de vous coucher pour vous détendre.)*
- **Répétitions :** Les chiffres indiqués ci-dessous (par exemple, « 4 à 6 cycles, cercles, etc. ») ne sont que des suggestions. Si 3 vous semble suffisant pour le mouvement, arrêtez-vous à 3. Ne forcez jamais à travers la douleur.

Semaine 1 : Introduction douce aux mouvements

Préparation (1 minute)

- Asseyez-vous vers l'avant sur votre chaise, pieds à plat sur le sol, séparés de la largeur des hanches.
- Trouvez votre posture : colonne droite, épaules abaissées, mains reposant dans le giron.

- Faites 3 respirations abdominales lentes et profondes (inspirez par le nez, expirez par la bouche).

1. L'échauffement (3 minutes)

Mouvement	Action	Référence visuelle
Rotations du cou	2 demi-cercles lents dans chaque direction (arc frontal uniquement).	*Menton vers la poitrine* 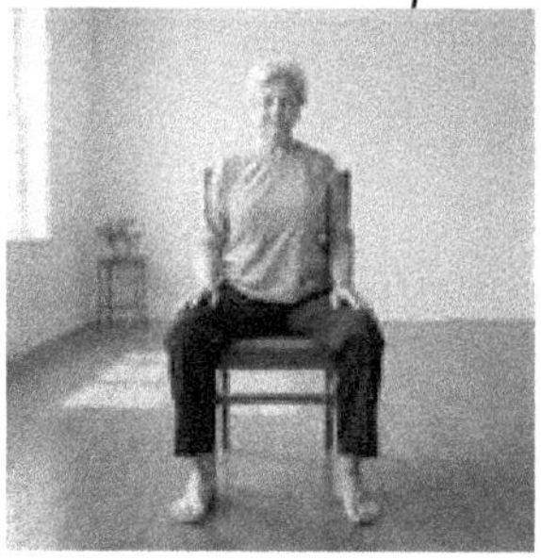 *Oreille droite vers l'épaule droite* 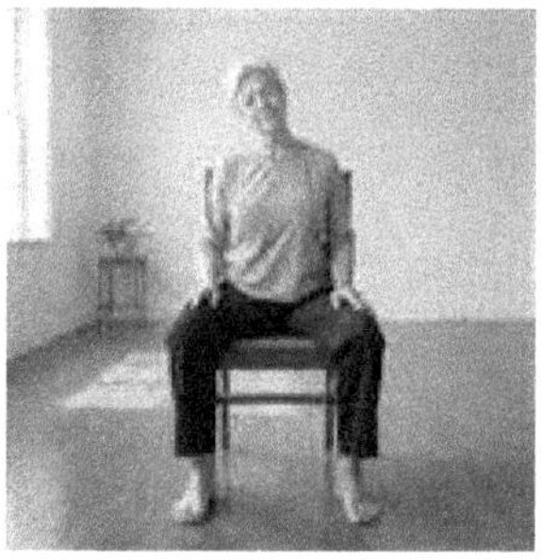 *Oreille gauche vers l'épaule gauche* 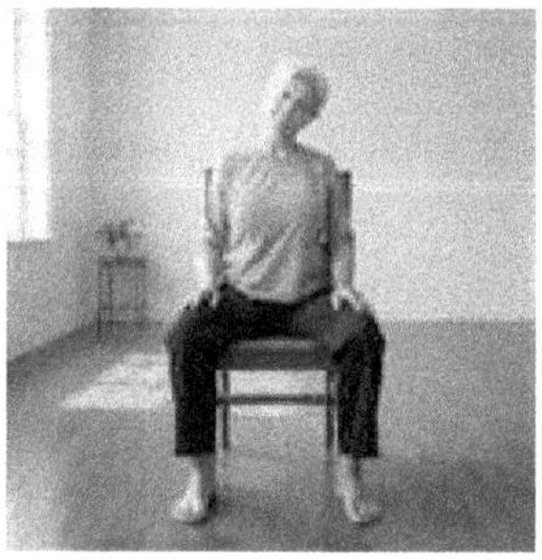
Rotations des épaules	3 à 4 cercles lents vers l'arrière, puis 3 à 4 cercles lents vers l'avant.	*Épaules en haut*

		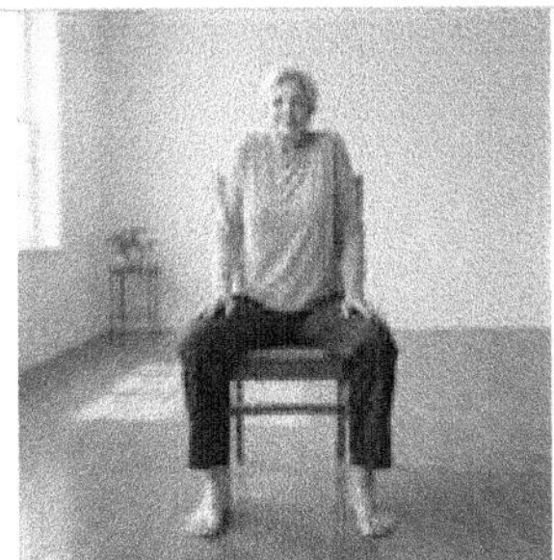 *Épaules roulant vers l'arrière et vers le bas* 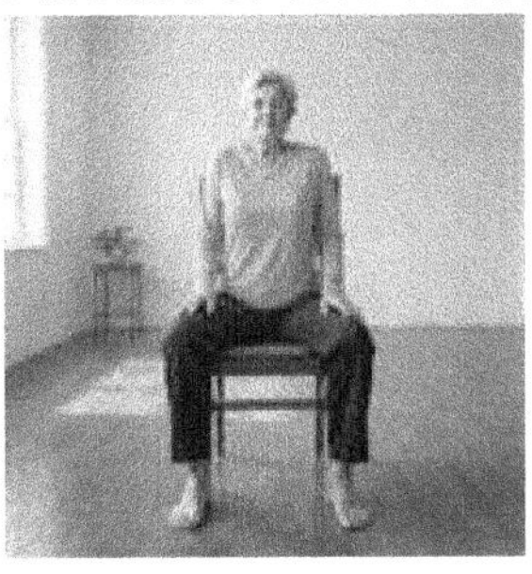
Flexions et cercles du poignet	5 à 6 flexions (bas et haut), puis 5 cercles dans chaque direction.	*Poignets fléchis vers le bas* 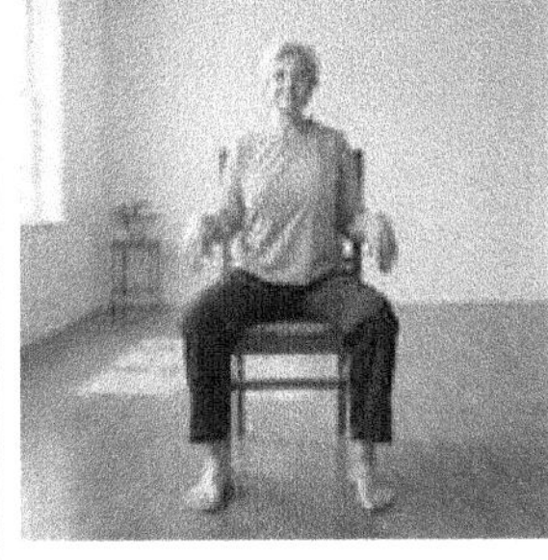 *Poignets fléchis vers le haut* 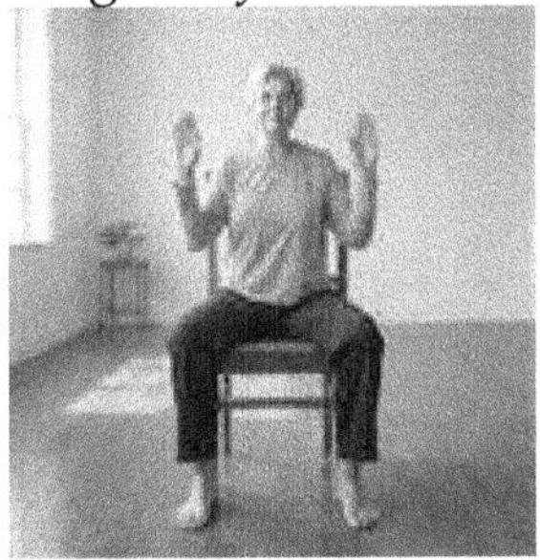 *Cercles de poignet*

		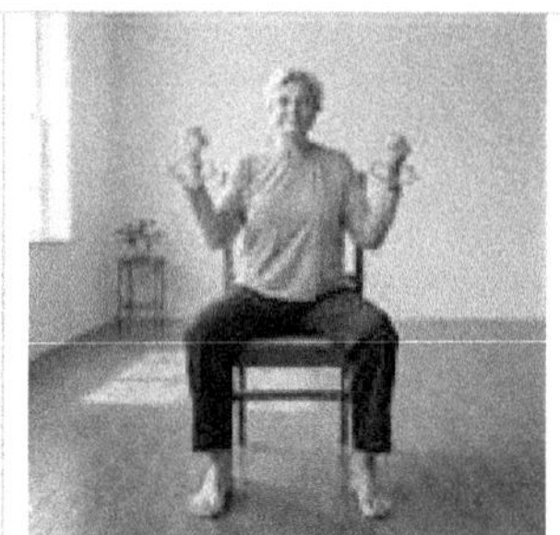

2. Les mouvements principaux (5 minutes)

Mouvement	Action	Référence visuelle
Respiration de base	Placez une main sur la poitrine, une sur le ventre. 5 à 6 cycles de respiration profonde, en laissant le ventre monter et descendre.	*(Pas d'image nécessaire : concentrez-vous sur les mains sur la poitrine et le ventre)*
Balancements doux des bras	4 à 6 cycles complets. **Inspirez :** les bras flottent vers le haut. **Expirez :** les bras flottent vers le bas.	*Inspiration : bras flottant vers l'avant et vers le haut* *Expiration : bras flottant vers le bas*
Flexions avant en position assise	3 à 4 flexions lentes et douces. Faites une inspiration complète avant de vous pencher vers l'avant.	*Expiration : flexion vers l'avant*

	Expirez : penchez-vous vers l'avant. **Inspirez :** remontez.	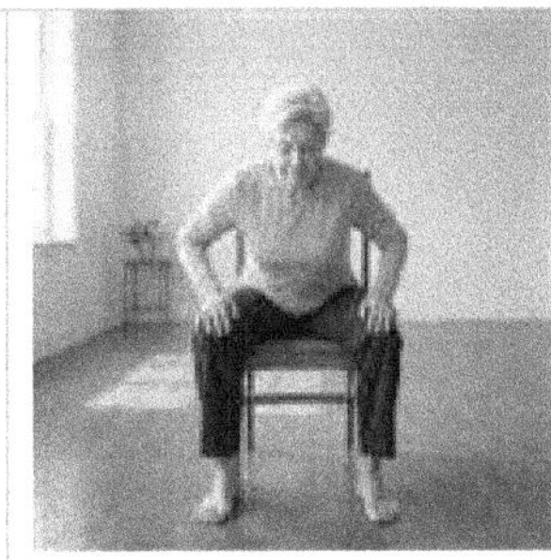 *Inspiration : remonter* 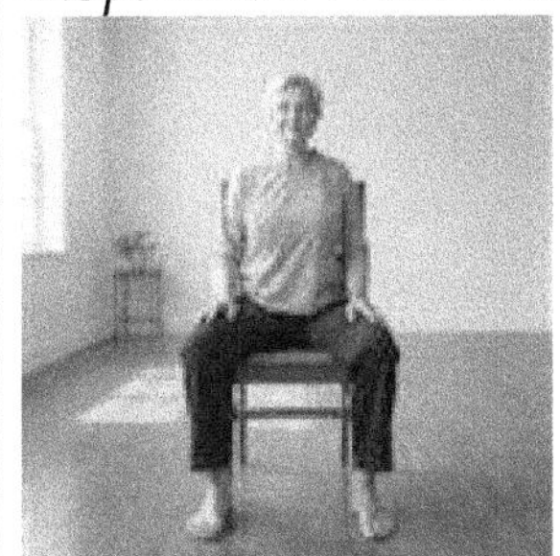

La clôture (1 minute)

- Reposez les mains dans le giron. Asseyez-vous tranquillement pendant 30 à 60 secondes.
- Observez comment se sent votre corps. Faites une dernière respiration profonde avant de vous lever lentement.

Semaine 2 : Augmentation de la mobilité et de la souplesse

Préparation et échauffement (2 minutes)

- **Préparation :** Asseyez-vous droit, pieds à plat, colonne allongée. Faites 3 respirations abdominales lentes et profondes.
- **Échauffement :** Effectuez les Rotations du cou, Rotations des épaules et Cercles du poignet de la Semaine 1 pour assouplir les articulations.

Les mouvements principaux (7 minutes)

Mouvement	Action	Référence visuelle
Torsions douces en position assise	3 à 4 torsions par côté (gauche et droit). Faites une	*Expiration : tournant à gauche*

	inspiration complète sans commencer la rotation. **Expirez :** tournez doucement vers la gauche. **Inspirez :** revenez au centre. **Expirez :** tournez doucement vers la droite. **Inspirez :** revenez au centre.	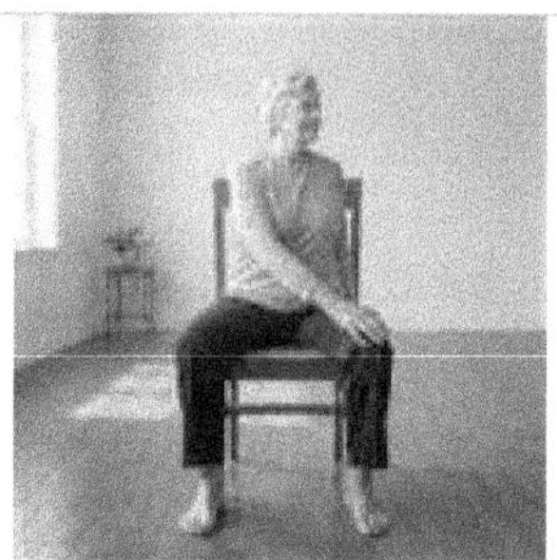 *Inspiration : retour au centre* 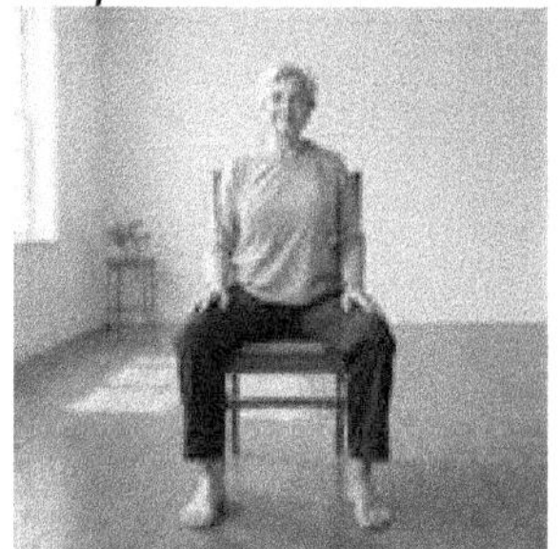
Respiration et extension	4 à 6 cycles alternants. **Inspirez :** les bras s'étendent vers le haut et vers l'extérieur. **Expirez :** les bras se ramènent vers le bas.	*Inspiration : bras s'étendant vers le haut et vers l'extérieur* 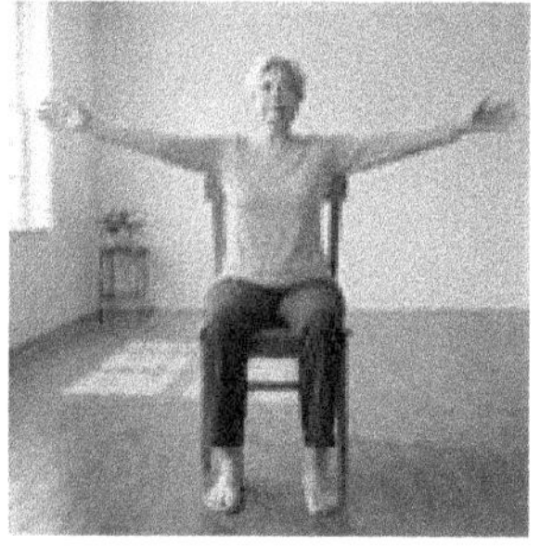 *Expiration : bras se ramenant vers l'intérieur sur la poitrine* 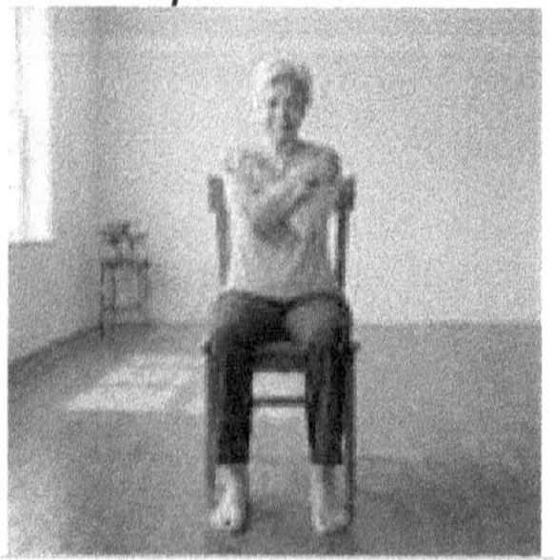
Élévations de jambe en position assise	3 à 5 cycles, en alternant les côtés (droit et gauche).	*Inspiration : jambe droite étendue*

	Inspirez : étendez la jambe. **Expirez :** abaissez le pied.	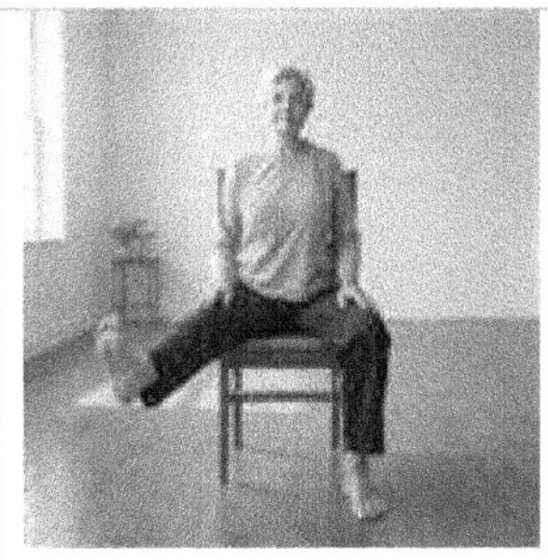 *Expiration : jambe droite abaissée* 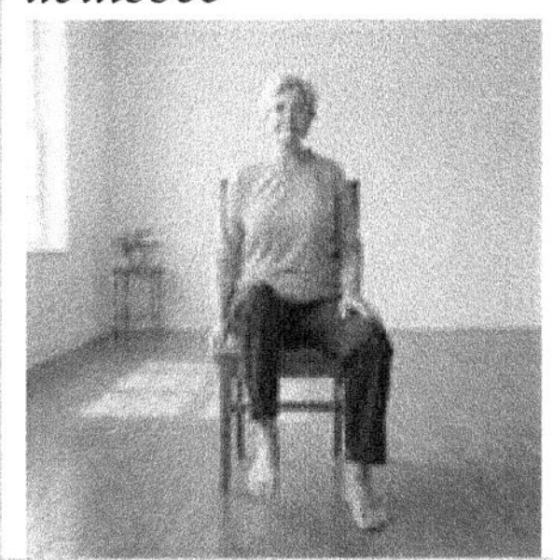
Cercles de hanche en position assise	3 à 4 rotations lentes dans chaque direction sur chaque côté (droit et gauche).	*Genou droit levé en petit cercle lent* 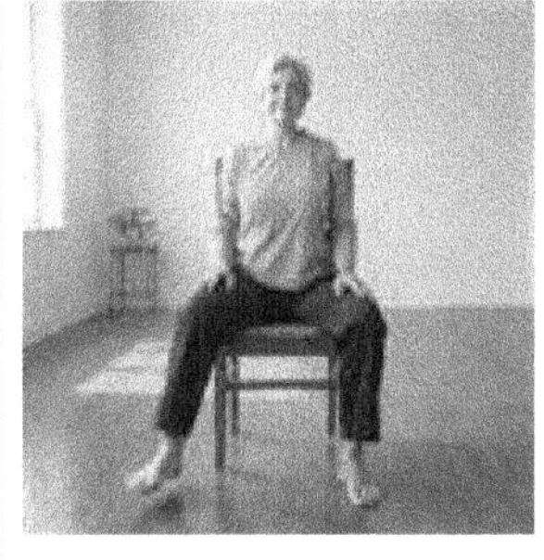 *Genou droit en train de tourner* 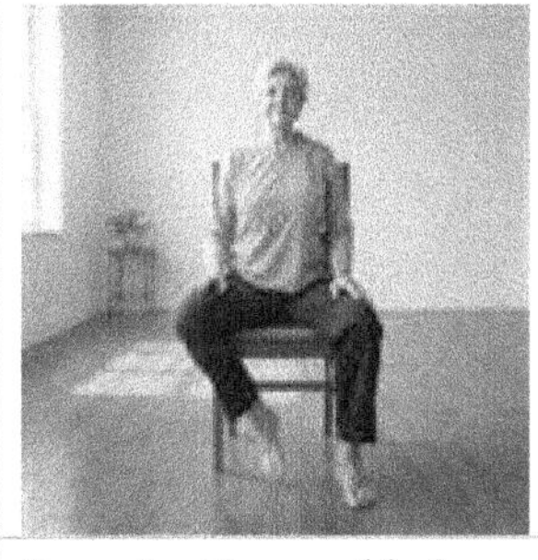
Mouvements latéraux lents	4 à 6 cycles complets de côté à côté. **Inspirez :** déplacez-vous vers la droite.	*Inspiration : déplacement vers la droite*

	Expirez : revenez au centre. **Inspirez :** déplacez-vous vers la gauche.	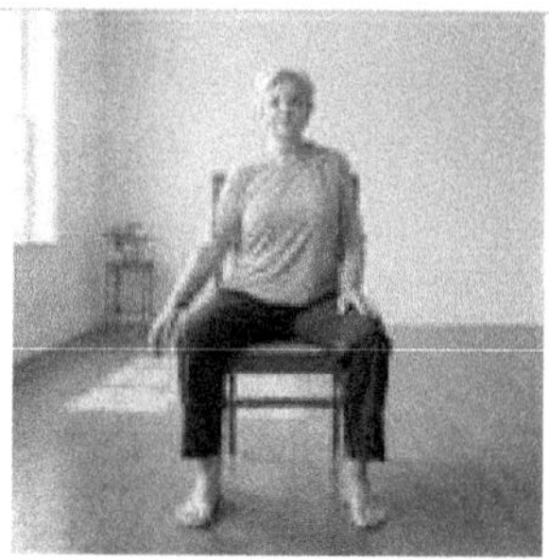 *Expiration : retour au centre* 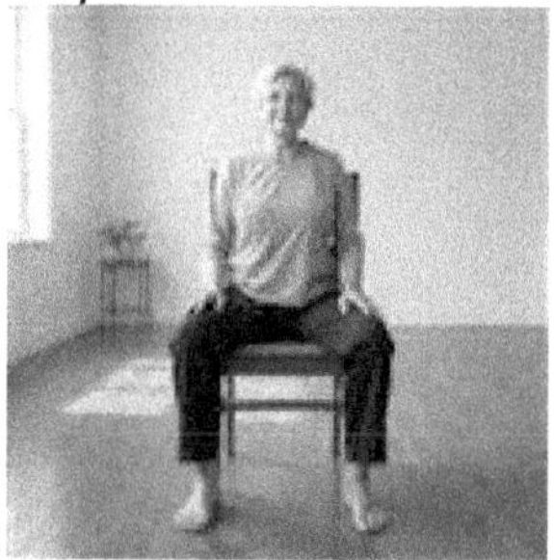 *Inspiration : déplacement vers la gauche* 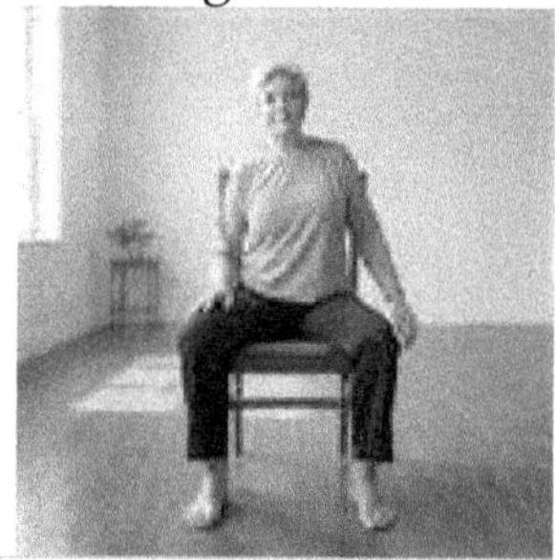

La clôture (1 minute)

- Revenez à la posture neutre. Mains reposant dans le giron.
- Fermez doucement les yeux pendant 30 à 60 secondes. Observez la nouvelle circulation dans vos jambes et votre colonne. Respirez naturellement avant de vous lever.

Semaine 3 : Renforcement et coordination

Préparation et échauffement (2 minutes)

- **Préparation :** Asseyez-vous droit, pieds à plat, colonne allongée. Faites 3 respirations abdominales lentes et profondes.

- **Échauffement :** Effectuez votre échauffement standard de la Semaine 1 (cou, épaules, poignets).

Les mouvements principaux (7 minutes)

Mouvement	Action	Référence visuelle
Mains nuageuses en position assise	6 à 8 cycles continus complets (3 à 4 rotations par côté, droit et gauche). Laissez la taille mouvoir les bras.	*Inspiration : main droite en haut, rotation vers le côté droit* 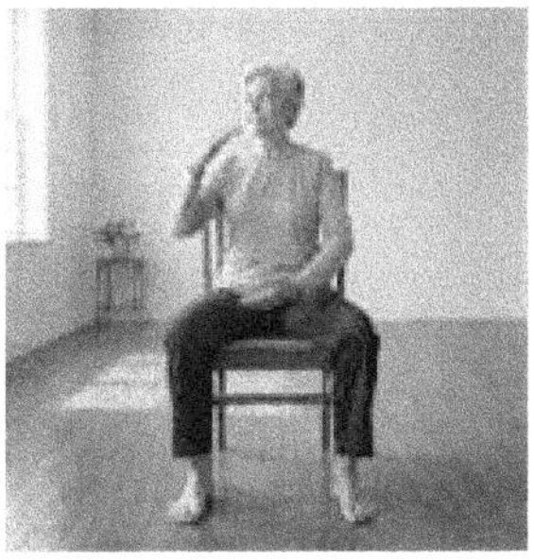 *Expiration : main gauche en haut, rotation vers le côté gauche* 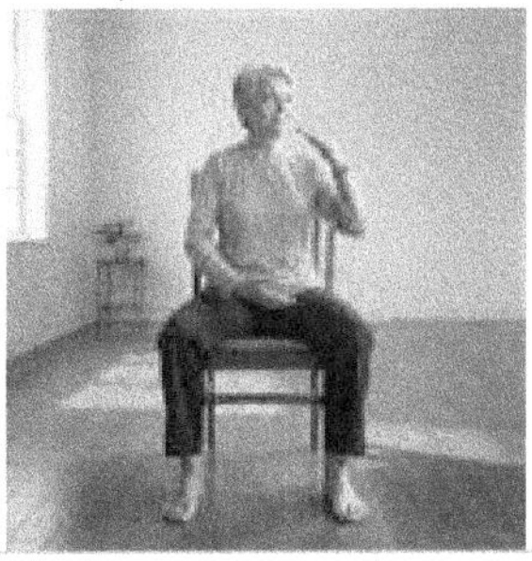
Élévations du genou avec mouvement de bras	4 à 6 cycles alternants. **Inspirez :** levez le genou droit et le bras gauche vers l'avant. **Expirez :** levez le genou gauche et le bras droit vers l'avant.	*Inspiration : genou droit en haut, bras gauche vers l'avant* 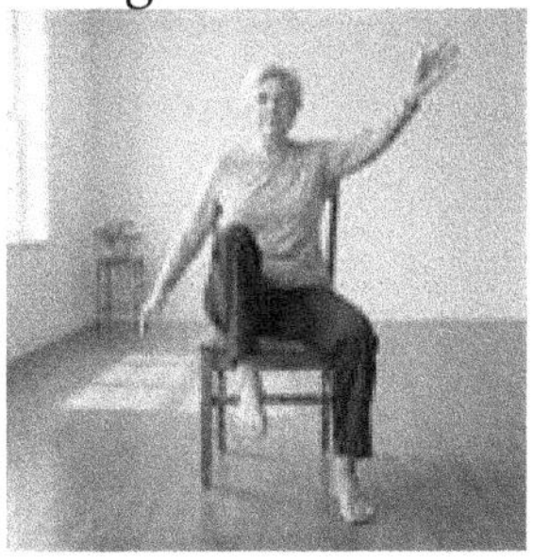 *Expiration : genou gauche en haut, bras droit vers l'avant*

Le Coq doré	3 à 4 tenues par côté. Faites une pause et répétez de l'autre côté. **Inspirez :** levez le bras droit et le genou droit. **Expirez :** abaissez le bras et le genou droits.	*Inspiration : levant le bras et le genou droits* 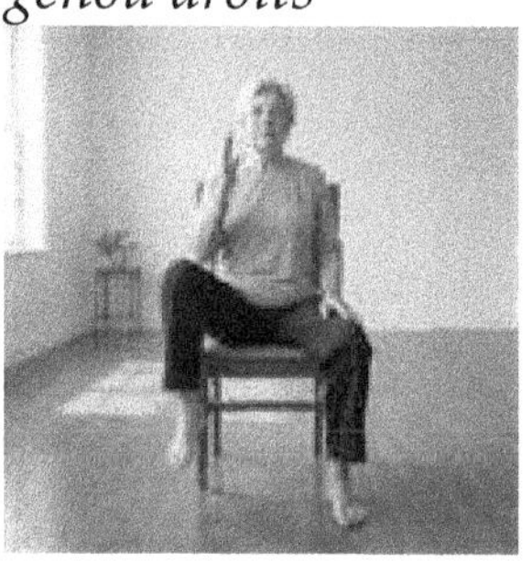 *Inspiration : levant le bras et le genou gauches* 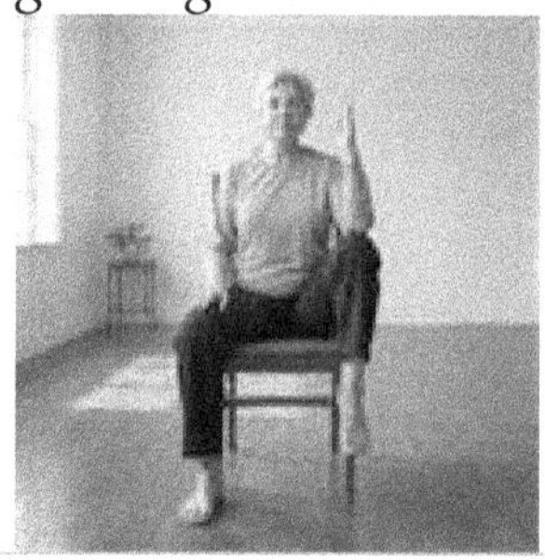
Balayage du genou en Tai Chi en chaise	3 à 4 cycles par côté. **Inspirez :** amenez une main derrière l'oreille, la main opposée repose sur la cuisse. **Expirez :** balayez une main sur le genou tout en poussant l'autre main vers l'avant.	*Inspiration : main droite derrière l'oreille droite* 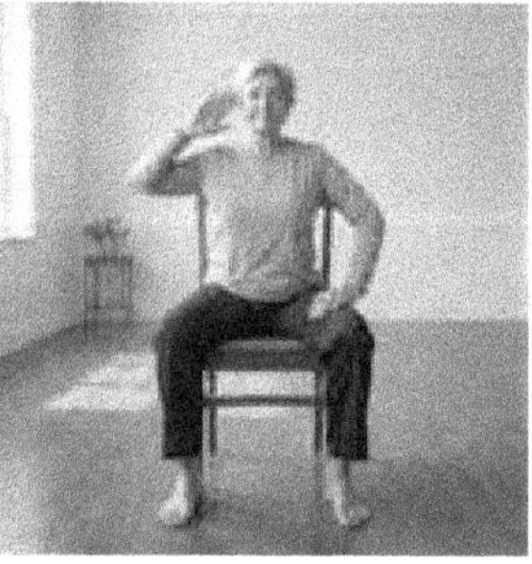 *Main gauche balayant le genou droit*

		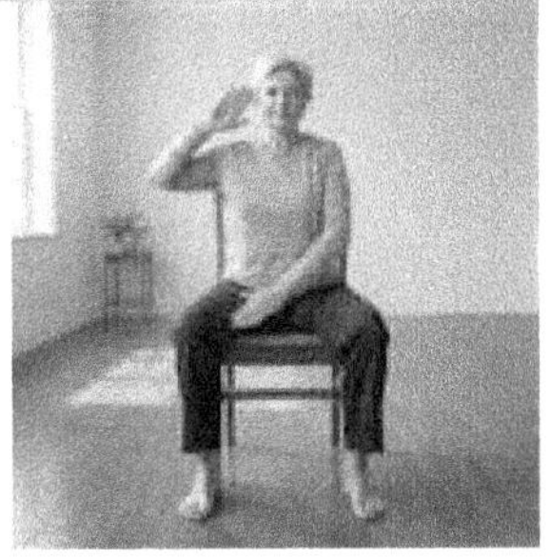 *Expiration : main droite vers l'avant, main gauche ayant complété le balayage sur le genou droit* 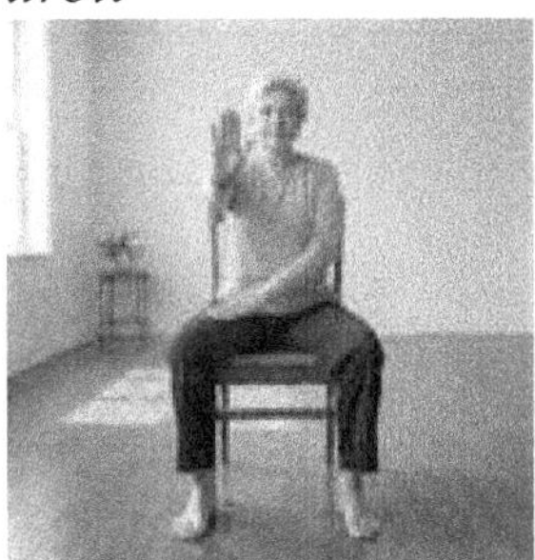

La clôture (1 minute)

- Reposez les mains avec poids sur les cuisses.
- Asseyez-vous en quietude pendant 30 à 60 secondes. Observez la coordination et la chaleur générées dans votre corps. Faites une respiration profonde de nettoyage.

Semaine 4 : Fluidité et concentration mentale

Préparation et échauffement (2 minutes)

- **Préparation:** Asseyez-vous droit, pieds à plat, colonne allongée.
- **Échauffement:** Effectuez l'échauffement standard de la Semaine 1 (rotations du cou, des épaules et des poignets).

Le flux principal (7 minutes)

Mouvement	Action	Référence visuelle
Extensions de jambe en fluidité	8 à 10 cycles alternants continus. **Inspirez :** la jambe droite s'étend et revient lentement. **Expirez :** la jambe gauche commence l'extension, *sans pause.*	*Inspiration : jambe droite s'étend et revient lentement* 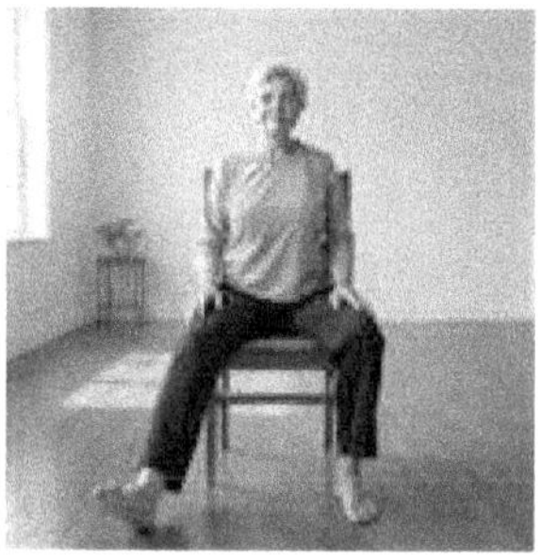 *Expiration : jambe gauche commence l'extension, sans pause* 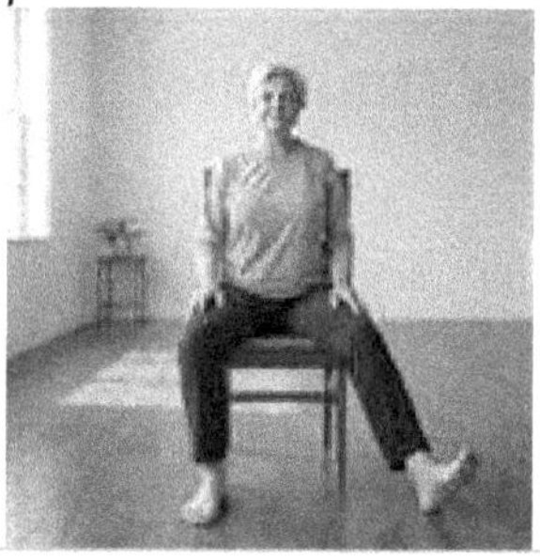
Poussée de Tai Chi en fluidité	4 à 6 cycles complets en trois directions. **Inspirez :** mains au repos. **Expirez :** poussez les mains vers l'avant. **Inspirez :** tournez et levez les poignets vers le haut. **Expirez :** tournez et pressez les poignets vers le bas.	*Inspiration : mains au repos* 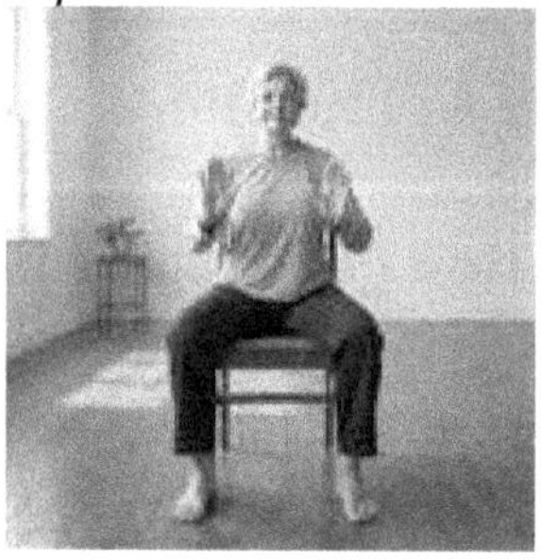 *Poussée vers l'avant*

		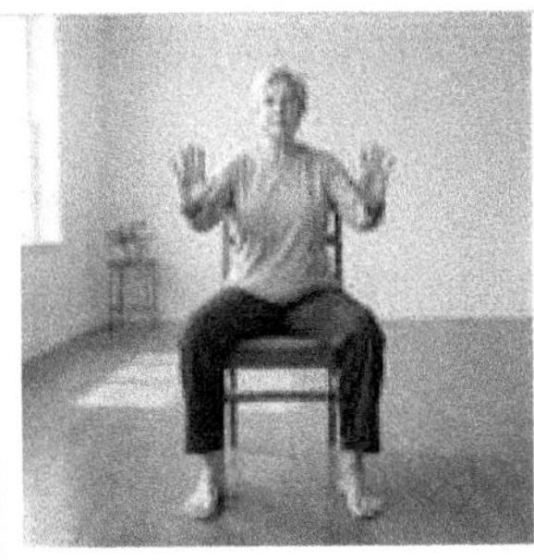 *Inspiration : tourner et lever les poignets vers le haut* 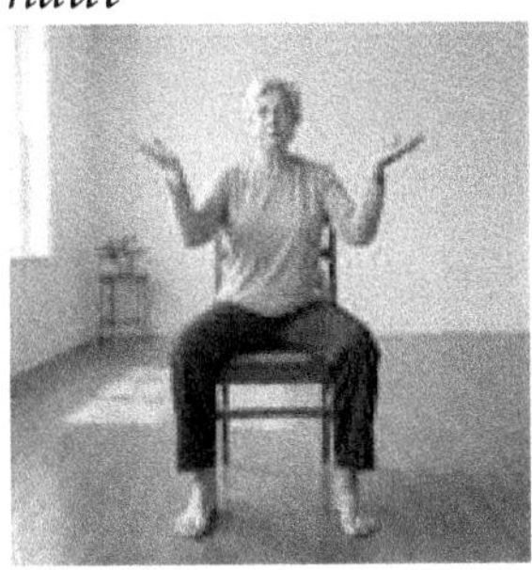 *Expiration : tourner et presser les poignets vers le bas* 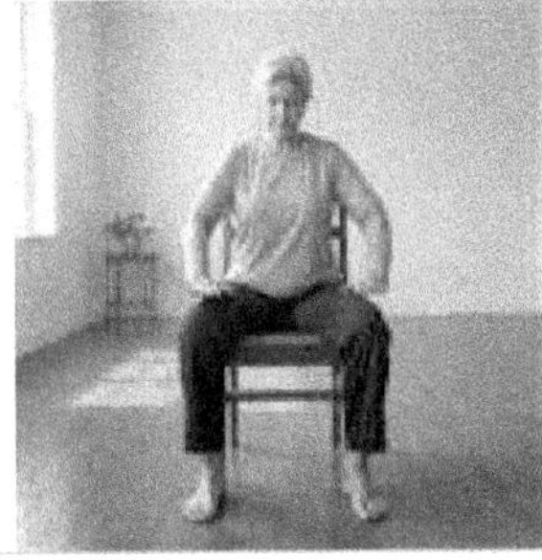
Mains nuageuses en position assise + « La Rivière chaude »	Effectuez 6 à 8 cycles continus en imaginant que vos mains se déplacent lentement à travers une rivière chaude. Laissez la douce résistance ralentir naturellement votre mouvement.	*(Utilisez les images des Mains nuageuses de la Semaine 3 comme référence mentale)*

La clôture (1 minute)

- Revenez à une posture assise parfaitement tranquille.
- Réfléchissez à la Visualisation choisie pendant 30 à 60 secondes. Observez la quietude dans votre esprit et l'aisance dans vos articulations.
- Reconnaissez le temps que vous vous êtes accordé aujourd'hui. Levez-vous lentement et délibérément.

www.ingramcontent.com/pod-product-compliance
Ingram Content Group UK Ltd.
Pitfield, Milton Keynes, MK11 3LW, UK
UKHW051207260726
13967UKWH00011B/3144